Die Natur hilft bei

Bluthochdruck,
Diabetes und
zu hohem Cholesterinspiegel

sowie den Folgeerkrankungen

I0412853

Joachim Bonatz

März 2017

Inhaltsübersicht

Übersicht der hier erwähnten fast 200 erwähnten Kräuter und Mittel

1. Vorbemerkungen

Um zu verstehen, welche Mittel geeignet sind, den Blutdruck (Hypertonie) zu senken, muss man die Krankheit, sein Zustandekommen, seine Anzeichen und Begleiterkrankungen erkennen. Dem sollen die nachfolgenden kurzen Erläuterungen dienen. Das hier Zusammengestellte stellt nichts anderes dar, als die Aggregation der unten aufgeführten Quellen. Bei den Hinweisen ab Ziffer 2 steht jeweils der Bezug zu den Quellen. Die „Fachkompetenz" des Autors liegt einzig und allein in dem Aufwand der Zusammenstellung, dem Weglassen der Anwendungen, nicht mehrfach benannt wurden, Risiken darstellen bzw. ethisch unakzeptabel sind. Das gilt grundsätzlich.

1.1. Zum Bluthochdruck

Die Bluthochdruck-Liga in Deutschland widmet sich dem Thema.

Diese schätzt in Deutschland die Erkrankungsrate an Bluthochdruck von 40%. Es handelt sich um eine chronische Erkrankung. Sie schädigt mit der Zeit dauerhaft die Gefäße, das Gehirn, das Herz, die Nieren, das Sehvermögen und führt zu weiteren Schädigungen.

Die häufigsten **Ursachen** für diese Erkrankungsformen:

Die Ernährung sowie der **Lebensstil** sind gehäuft ursächlich.

Bluthochdruck kann verbunden sein mit **Stoffwechselstörungen**, so auch mit der **Zuckerkrankheit** (Diabetes).

Fehl- und Überernährung sowie genetische Veranlagung.

Unmittelbare Zusammenhänge bestehen zwischen dem Blutdruck und den „zu vielen Pfunden".

Kräuter werden nachfolgend in diesem Zusammenhang aus zwei Aspekten aufgeführt:
zum Blutdrucksenken und
zum Reparieren von Folgeerscheinungen der Bluthochdruckes.

1.1.1. Zu hoher Blutdruck und Diabetes

Überernährung bzw. als Erscheinungsform **Übergewicht** ist unter anderem gekennzeichnet durch die zu hohe Aufnahme von Zucker in die Zellen. Die Zellen haben sich an das Überangebot gewöhnt und verlangen nun danach. Immer mehr Insulin begehren die Zellen. Hier besteht der Zusammenhang zur Erkrankung an Diabetes (Typ2).

Übergewicht ist zusammen mit **Bluthochdruck, Fettstoffwechselstörung** und **Insulinresistenz** (eben der krankhaft überhöhten Anforderung der Zellen an Insulin) ein Cocktail, der das Leben deutlich verkürzt.

Die Insulinresistenz wird auch als Diabetes Typ 2 oder auch als „Alterszucker" bezeichnet. Letzteres ist irreführend, da auch junge Menschen von Typ 2 betroffen sein können. Im Alter sind durch das jahrzehntelange Wirken der Fehl- bzw. Überernährung gehäufter Schäden sichtbar.

Diabetes Typ 2 entwickelt sich über viele Jahre, der von Typ 1 führt in wenigen Wochen zum Ausbruch der Erkrankung.

Der zu hohe Zuckergehalt im Blut ist **eine der Ursachen von „Arterienverkalkung",** begünstigt **Bluthochdruck,** führt zu Herzrhythmusstörungen, Herzinfarkt oder anderen Erkrankungen des Herzens. Schlaganfall, Hirnblutung und Infarkte anderer Organe können in Folge des hohen Blutdrucks auftreten.

Durch dauerhaft zu hohem Zuckergehalt im Blut werden auch die kleinen Blutgefäße gestört. Das hat Erkrankungen der Nieren, der Augen, der Potenz des Mannes zur Folge. In dem Zusammenhang können auch massive Schädigungen der kleinsten Nervenendungen auftreten.

Spätfolgen der Zuckerkrankheit sind
die Nierenerkrankung mit den Folgen der Dialyse,
der Sehverlust,
der mangels Durchblutung der Beine nötige Abnahme dieser.

Zu viel Zucker im Blut greift Nerven an und schädigt diese dauerhaft.

Bei Typ 2 führt die Insulinresistenz in Folge der langfristigen Wirkungen zur deutlichen Beeinträchtigung vieler Organe. Das betrifft die Augen, die Nieren, das Herz, die Durchblutung der Beine sowie die Funktion der Nieren. Bei Typ 2 ist der Betroffene oft jahrelang trotz Erkrankung noch ohne erhöhten messbaren Blutzuckerspiegel (die Nieren scheiden erhöht aus).

Siehe Ausführungen zu Diabetes (Ziffer 1.2.).

Gehäuft treten alle drei Erscheinungen zusammen auf. Deshalb sind in dieser Zusammenstellung der helfenden Kräuter und Mittel diese drei Störungen des Stoffwechsels in den Ziffern 2-4 aufgeführt.

1.1.2.   Zum Senken des Blutdrucks

Neben dem erforderlichen Ändern des Lebensstils und dem Reduzieren eines gegebenenfalls vorhandenem Übergewichts sind unter „2.0. **Blutdruck** senken" unter den fortlaufenden Nummern 1-16 die Kräuter aufgeführt, die helfen den **Blutdruck** zu senken bzw. zu regulieren.

1.1.3.   Zum Reparieren
von zwischenzeitlich wegen **des erhöhten Blutdrucks** aufgetretenen **Schädigungen von Organen sind** unter den Ziffern 2.1. bis 2.7. die Kräuter aufgeführt, die den durch Bluthochdruck geschädigten Organen helfen.

Die Untergliederung erfolgt nach den Organ-Gruppen:

Leber (17-71),
Niere (72-117),
Blase, Harnleiter, Prostata (118-164),
Milz (165-174),
Galle (175-226),
Drüsen (227-248) und
Magen, Darm (249-335).

Diese Organe können auch durch die Erkrankungen, die unter Ziffer 1.2. und 1.3. aufgeführt sind oder aus anderen Ursachen gestört sein. Die angegebenen Kräuter helfen auch in den Fällen.

1.1.4.   Diabetes, erhöhte Blutfettwerte u.a.m.
Unter den Ziffern 3 und 4 werden Kräuter (zum Teil die Gleichen, weil diese Breitenwirkung besitzen) aufgeführt, die bei *Diabetes* und erhöhten Blutfettwerten (*Cholesterinspiegel*) helfen. In dem Fall wird auf die jeweilige Nummer des Krautes verwiesen und oft nur auszugsweise wiederholt.

Kräuter, helfend bei *Diabetes* (336-372) sind Schwerpunkt bei Ziffer 3, solche, die direkt der Bauchspeicheldrüse helfen, sind separat bei 3.1. aufgeführt (*Bauchspeicheldrüse* 373-397).

Da als Begleiterscheinung auch **Arteriosklerose** (398-410) sowie als Spätfolgen auch
Herzkrankheiten, Schlaganfall, Hirnblutung (411-429) auftreten können, sind Kräuter, die hierbei helfen, unter Ziffer 3 separat genannt.

Kräuter, die *Blutfettwerte* bzw. *den Cholesterinspiegel* senken, sind unter Ziffer 4 mit den Nummern 430-448 aufgeführt.

1.1.5. Grundsätzliche Regeln zur Senkung des Blutdruckes sind

- Gewichtsreduzierung,

- Essen sollte kaliumreich, aber kalorienarm und kochsalzarm sein,

- zu hohes Nahrungsangebot meiden,

- Fettarme Ernährung (Gemüse, Obst, Fisch und frische Kräuter im Speiseplan),

- Aufnahme gesättigter tierischer Fette durchschnittlich täglich unter 10 % der gesamten Kalorienaufnahme absenken (also mehr kaltgepresste Pflanzenöle),

- Deutliches Erhöhen der Aufnahme von Ballaststoffen,

- Mindestens 4 Stunden körperliche Bewegung pro Woche (Gymnastik, Spaziergänge, Sport, Gartenarbeit, ..),

- Stresssituationen im Leben reduzieren, private und berufliche Stresssituationen sowohl durch die Lebenseinstellung als auch durch das Meiden von solchen Situationen reduzieren. D.h. sowohl mentale Stärkung als auch „scheinbare unlösbare Dauerstreit-Situationen" lösen,

- keinen oder nur sehr wenig Alkohol aufnehmen,

- nicht Rauchen,

- wenig Fernsehen und vor Mitternacht ins Bett gehen, d.h. dem Körper die Möglichkeit der Regeneration geben,

Der Vielfalt der Ursachen der Bluthochdruck-Erkrankungen steht eine ebenso eine breite Vielfalt an „Kräutern" entgegen, die sich als wirksam erwiesen haben.

Die nachstehende Aufstellung der Heilwirkungen der Kräuter ersetzt nicht die Arztkonsultation. Aber die Anwendungen können wirksam vorbeugen, die ärztlichen Maßnahmen der Dämpfung der Auswirkungen aber auch der Heilung begleiten oder auch helfen, wenn alle ärztliche Kunst erfolglos war.

Die nachstehend aufgeführten Heilkräuter und Mittel sind natürlich immer unter Beachtung der jeweils schon eingetretenen Schädigungen zu nehmen.

Für den durch Stress hageren ausgezehrten Körper können Ruhe und mit Zucker zubereitete Speisen nützlich sein, für den Übergewichtigen oder den Diabetiker kann es gegenteilige Wirkung haben.

Hippokrates: „Dein Essen soll Deine Medizin sein!"

Beim Essen gilt die Regel, weniger ist mehr. Das gilt auch für Obst. Reifes Obst enthält oftmals viel Obstzucker und dieser sollte nur in Maßen zu sich genommen werden.

Die Umstellung des Essens auf überwiegend pflanzliche Kost (Obst und Gemüse) mit vielen Ballaststoffen ist zweckmäßig. Ergänzt durch Vollkornbrot sowie weiteren Teigspeisen aus Vollkorn erhöhen die zugeführten Ballaststoffe.

1.2. Zu Diabetes

1.2.1.   Erläuterung zur Erkrankung

Um zu verstehen, welche Mittel geeignet sind, der Zuckerkrankheit zu begegnen, muß man die Krankheit, sein Zustandekommen, seine Anzeichen und die Begleiterkrankungen erkennen. Dem sollen die nachfolgenden kurzen Erläuterungen dienen.

Diabetes ist eine Erkrankung der Bauchspeicheldrüse

Man schätzt in Deutschland die Erkrankungsrate an Zuckerkrankheit auf 10%. Täglich werden in Deutschland 1000 Neuerkrankungen sowie auf Grund von Diabetes mellitus (kurz Diabetes) rund 100 Amputationen, rund 400 Todesfälle, rund 40 Neuanschlüsse an die Dialyse (künstliche Niere) und rund 25 Erblindungen registriert.

Die Ernährung ist ursächlich sowohl für das Entstehen als auch für ein Behandeln von **Diabetes mellitus** (Zuckerkrankheit). Es handelt sich um eine chronische Störung des Zuckerstoffwechsels. Normalerweise reguliert das körpereigene Insulin, produziert von der Bauchspeicheldrüse, den Zuckerspiegel.
Bei Diabetes ist die körpereigene Insulinproduktion gestört. Nur mit Insulin gelangt der Zucker in die Zellen und kann diese ernähren. Somit „verhungern" die Zellen, obwohl im Blut der Zuckerspiegel zu hoch ist, weil nicht ausreichend Insulin bereitsteht. Der lateinische Begriff „Diabetes mellitus" bedeutet „honigsüßer Durch- bzw. Ausfluss". Damit ist der Urin gemeint. Er scheidet den überschüssigen Zucker aus.

Die häufigsten **Ursachen** für dieser Erkrankungsformen sind:

Fehl- und Überernährung sowie genetische Veranlagung.

Fehlernährung ist allgemein gesagt gekennzeichnet durch

Ein ernährungsbedingtes Herbeiführen eines gestörten Gleichgewichts zwischen aggressiven freien Radikalen und Antioxidanzien. Diese Störung ist grundsätzlich zuständig für das Entstehen der Zuckerkrankheit.

Für die Produktion von **Insulin** durch die Bauchspeicheldrüse wird vom Körper **Vitamin D**, aber auch Vitamin A, C und E benötigt. Entweder die Aufnahme oder die Zuführung dieser Stoffe zum Bedarfsträger **„Bauchspeicheldrüse"** sind als langfristige Mangelerscheinungen hierbei ursächlich, wenn nicht die Bauchspeicheldrüse selbst erkrankt ist (z.B. Krebs).

Vitamin D-Mangel wurde als einer der aktuellen Hauptgründe für Diabetes ausgemacht. Darüber hinaus ist **Mangel an Zink** in dem Zusammenhang festzustellen. Zink spielt auch bei der Bekämpfung von entzündlichen Erscheinungen eine bedeutsame Rolle.

Vitamin C soll den Cholesterinspiegel senken, **Vitamin B³** (in Wildpflanzen enthalten) spielt eine wichtige Rolle beim Stoffwechsel, **Vitamin P** wirkt gegen die Brüchigkeit von Blutgefäßen,

Überernährung bzw. als Erscheinungsform **Übergewicht** ist unter anderem gekennzeichnet durch die zu hohe Aufnahme von Zucker in die Zellen. Die Zellen haben sich an das Überangebot gewöhnt und verlangen nun danach. Immer mehr Insulin begehren die Zellen.

Übergewicht ist zusammen mit Bluthochdruck, Fettstoffwechselstörung und Insulinresistenz (eben der krankhaft überhöhten Anforderung der Zellen an Insulin) ein Cocktail, der das Leben deutlich verkürzt. Man unterscheidet zwischen Arten der Zuckerkrankheit. **Typ I, Typ II und Alterszucker.**

Behandelt wird medikamentös und alternativ.

Diabetes Typ 1 betreffen ca. 10% aller Erkrankungen an der Zuckerkrankheit. Dabei bestehen Störungen in den Zellen der Bauchspeicheldrüse selbst, meist schon von Kind an. Zu Typ 1 zählt man auch eine Autoimmunkrankheit. Dabei zerstört das körpereigene Immunsystem das produzierte Insulin der Bauchspeicherldrüse. So entsteht ein Insulinmangel.

Die Insulinresistenz wird auch als **Diabetes Typ 2 oder auch als Alterszucker** bezeichnet. Letzteres ist irreführend, da auch junge Menschen von Typ 2 betroffen sein können. Natürlich sind im Alter durch das jahrzehntelange Wirken der Fehl- bzw. Überernährung gehäufter Schäden sichtbar. Diabetes Typ 2 entwickelt sich über viele Jahre, der von Typ 1 führt in wenigen Wochen zum Ausbruch der Erkrankung.

Der Vollständigkeit halber soll auch die Diabetesform erwähnt werden, die nur einmalig in der Schwangerschaft auftreten kann. Chronische Entzündungen oder andere Erkrankungen (z.B. Krebs) der Bauchspeicheldrüse führen des Weiteren zu Formen der Diabetes.

Wie erkennt man Diabetes? Symptome sind: Durst, große Harnmengen, Gewichtsabnahme, Schwitzen, trockene und juckende Haut, Müdigkeit und Abgeschlagenheit, schlecht verheilende Wunden, Kopfschmerzen, Wadenkrämpfe, erhöhte Anzahl von infektiösen Erkrankungen (u.a. auch Zahnerkrankungen) aber auch Pilzerkrankungen, wie Scheidenpilz, Fußpilz, Nagelpilz,

Veränderungen der Augen äußern sich, in dem man spürt, das Lesen fällt schwer. Die Brille ist jedoch keine Bekämpfung der Ursache. Weitere Symptome sind häufige Bauchschmerzen, Blähungen, Verstopfungen, Durchfall, aber auch Taubheitsgefühle an den einigen Stellen der Füße.

Der zu hohe Zuckergehalt im Blut ist eine der Ursachen von „Arterienverkalkung", begünstigt Bluthochdruck, führt zu Herzrhythmusstörungen, Herzinfarkt oder anderen Erkrankungen des Herzens, Schlaganfall, Hirnblutung und Infarkte anderer Organe können auftreten.

Durch dauerhaft zu hohem Zuckergehalt im Blut werden auch die kleinen Blutgefäße gestört. Das hat Erkrankungen der Nieren, der Augen, der Potenz des Mannes zur Folge. In dem Zusammenhang können auch massive Schädigungen der kleinsten Nervenendungen auftreten.

Die Nierenerkrankung mit der Folge der Dialyse, der Sehverlust, die mangels Durchblutung der Beine nötige Abnahme dieser sind Spätfolgen der Zuckerkrankheit.

Riecht der Atem nach Aceton ist es ein starkes Anzeichen für Diabetes des Typs 1.

Bei diesen Symptomen sollte man den Arzt aufsuchen. Der Arzt kann seine Diagnose durch wiederholte Blutzuckerbestimmungen und Hormonuntersuchungen absichern. Der Blutzuckerwert vor und nach dem Essen sowie der Langzeit-Blutzuckerwert HbA 1c sind zu beachten. Sind die Werte „verdächtig" wird ein Glukosetoleranztest und der Harnzuckerwert im Urin bestimmt. Damit kann der Arzt seine Diagnose stellen und mit der Behandlung beginnen.
Immer muss im Vordergrund die Umstellung der Ernährung, Ratschläge für die Ernährung stehen.

Zu viel Zucker im Blut greift Nerven an und schädigt diese dauerhaft. Bei Typ 2 führt die Insulinresistenz in Folge der langfristigen Wirkungen zur deutlichen Beeinträchtigung vieler Organe. Das betrifft die Augen, die Nieren, das Herz, die Durchblutung der Beine sowie die Funktion der Nieren. Bei Typ 2 ist der Betroffene oft jahrelang trotz Erkrankung noch ohne erhöhten messbaren Blutzuckerspiegel (die Nieren scheiden erhöht aus). Hier hilft zur Abklärung u.a. die Urinprobe bei zeitweise auftretenden angeführten Beschwerden.

Hat man nicht frühzeitig die Symptome beachtet und zeigen sich später als „schlimmste Zeichen" treten Erbrechen, Übelkeit und Bewusstlosigkeit.

Grundsätzliche Regeln zu Milderung/Heilung von Diabetes sind

- Gewichtsreduzierung,

- zuckerhaltige Nahrung meiden,

- Fettarme Ernährung (mehr Gemüse, Obst, Fisch
und frische Kräuter im Speiseplan),

- Aufnahme gesättigter tierischer Fette durchschnittlich
täglich unter 10 % der gesamten Kalorienaufnahme absenken (also mehr
kaltgepresste Pflanzenöle),

- Deutliches Erhöhen der Aufnahme von Ballaststoffen,

- Mindestens 4 Stunden körperliche Bewegung pro Woche
(Gymnastik, Spaziergänge, Sport, Gartenarbeit, ..),

- keinen oder nur sehr wenig Alkohol aufnehmen,

- wenig Fernsehen und vor Mitternacht ins Bett gehen, d.h.
dem Körper die Möglichkeit der Regeneration geben,

Mit die Vielfalt der Ursachen der Zuckerkrankheit
Erkrankungen besitzt ebenso eine breite Vielfalt an „Kräutern", die sich als
wirksam erwiesen haben.

Die nachstehende Aufstellung der Heilwirkungen ersetzt nicht die
Arztkonsultation. Aber die Anwendungen können wirksam vorbeugen, die
ärztlichen Maßnahmen der Dämpfung der Auswirkungen aber auch der
Heilung begleiten oder auch helfen, wenn alle ärztliche Kunst erfolglos war.

Die nachstehend aufgeführten Heilkräuter und Mittel sind natürlich immer
unter Beachtung der Zuckerdiät zu nehmen. Ein Leben ohne
Insulinspritzen ist möglich.

Hippokrates: „Dein Essen soll Deine Medizin sein!"

Die ärztlichen Maßnahmen (beim Typ 2) zur Steigerung der körpereigenen
Insulinproduktion oder zur Beeinflussung einer schon vorhandenen
Insulinresistenz (Körperzellen reagieren immer weniger auf das von der
Bauchspeicheldrüse ausgeschüttete Insulin) bzw. gar zur Zuführung von
körperfremden Insulin sowie die stetige Kontrolle der Blutzuckerwerte sind
eine Seite. Diese kann und sollte abgestimmt unterstützt werden durch

Natürlich sind genetische Veranlagungen sowie altersbedingte
Organschwächen Faktoren, die bei Typ 2 zu beachten sind. Das Risiko an
Diabetes Typ 2 im Alter zu erkranken erhöht sich, wenn diese Krankheit in
der Familie schon aufgetreten ist.

Die Blutzuckerwerte ab 200 Milligramm je Deziliter bzw. im nüchternen
Zustand ab 126 mg/dl sind Kennzeichen der Erkrankung an Diabetes. Ob
es Typ 1 ist zeigt das Vorhandensein von entsprechenden
Autoimmunantikörpern.

Als Mittel sind also im jedem Fall bei dieser Diagnose auch Kräuter und Mittel unterstützend, die beim Abnehmen helfen.

Für die Wirksamkeit von Insulin ist Ausdauersport, wie Radfahren, Schwimmen, Laufen und Kraftsport geeignet. Dabei wird der Zucker aus dem Blut direkt in den Muskelzellen verbraucht und der Insulinbedarf ist gering.

Beim Essen gilt die Regel, weniger ist mehr. Das gilt auch für Obst. Reifes Obst enthält oftmals viel Obstzucker und dieser sollte nur in Maßen zu sich genommen werden. Die Umstellung des Essens auf überwiegend pflanzliche Kost (Obst und Gemüse) mit vielen Ballaststoffen ist zweckmäßig. Ergänzt durch Vollkornbrot sowie weiteren Teigspeisen aus Vollkorn erhöhen die zugeführten Ballaststoffe.

1.3.   zu Blutfettwerten, zu Cholesterin

Mit jedem tierischen Produkt wird Cholesterin aufgenommen. Pflanzliche Nahrungsmittel haben kein Cholesterin.
Wichtig ist – kein Alkohol, ballaststoffreiche Nahrung und täglich Ausdauersport;

Wenn man vom **Blutfettspiegel** spricht, so meint man verschiedene Bestandteile.
Ein Bestandteil ist **Cholesterin**. Dies ist lebenswichtig und nur **der Überfluss ist gefährlich**. Ernährung, Bewegung und falls dies allein nicht mehr hilft, ärztlich verordnete Hilfsmittel dienen der Senkung des Cholesterinspiegels.

Das Cholesterin wird vom Körper selbst (überwiegend durch Leber und Dünndarm) hergestellt. Zusätzlich nimmt man mit der Nahrung Cholesterin auf.

Der Mensch benötigt Cholesterin für die Zellwände, es ist Ausgangsstoff der Sexualhormone und der Gallensäure. Der Körper nutzt als Transportmittel für Cholesterin Lipoproteine. Diese dienen als eiweißhaltige Hülle dem Transport von Cholesterin. Bei den Lipoproteinen unterscheidet man solche - geringer Dichte (LDL = Low Density Lipoprotein), die das Cholesterin von der Leber zu den Organen transportieren
- von denen hoher Dichte (HDL = Higth Density Lipoprotein), die es von den Organen zurück zur Leber zur „Entsorgung" bringen (im Falle des Überschusses von Cholesterin).

Aus dem Gesagten erkennt man, das Verhältnis von LDL und HDL ist wichtig. Gemeinhin wird zu viel **LDL** als ungünstig angesehen. Der LDL-Wert sollte nicht über 160 Milligramm je Deziliter bei einem gesunden Menschen liegen. Rauchen, Bluthochdruck, Zuckerkrankheit und andere Faktoren beeinflussen jedoch den „Risikowert".

Um ein Risiko auszuschließen, ist gesunde Ernährung wichtig. Zunehmend tierische durch pflanzliche Nahrungsmittel ersetzen ohne gänzlich auf tierische Nahrungsmittel zu verzichten. 2-3 Eier pro Woche sind ok.

Sofern ein Risiko festgestellt wird, ist aktiv zu handeln. Die richtige Ernährung hat mehr Augenmerk zu erhalten.
Innereien sind sehr stark cholesterinhaltig, also deren Aufnahme reduzieren! Bewegung bringt den Kreislauf und Stoffwechsel in Schwung. Das hilft beim Abbau der Blutfette. Natürlich sind auch Nahrungsmittel zu nutzen, die Cholesterine abbauen. Dazu gehören u.a. die Artischocke, Zimt, Knoblauch und Kurkuma.

Ganz normale Veränderungen im Körper sind zusätzliche Risikofaktoren. Das sind z.B. die Wechseljahre. Bei denen sinkt der HDL-Wert.
Nun kommt noch ein weiterer Bestandteil des Blutfettspiegels ins Spiel. Dieser Bestandteil wird als Triglyceridwert beschrieben. In den Wechseljahren steigt dieser. Er erhöht das Risiko für einen Herzinfarkt. Das Rauchen beeinflusst diese Wirkungen zusätzlich. Erhöhte Triglyceridwerte haben Übergewichtige und Zuckerkranke. Alkoholgenuss führt zu stark erhöhten Triglyceridwerten. Triglyceride sind für Thrombosen und Arteriosklerose zuständig. Aus Zucker und aus Alkohol

bildet der Körper Triglyceride. Ein Verzicht auf diese Nahrungsmittel reduziert natürlich auch die entsprechende körpereigene Produktion.

Die nicht wasserlöslichen LDL-Cholesterine lagern sich an Gefäßwänden an, können zuständig sein für Blutgerinnsel, führen zu Herzrhythmusstörungen (Vorhofflimmern), können auch Blutgefäße im Gehirn, welches stark blutdurchströmt wird, verschließen.

In den Fällen werden „Blutverdünner" vom Arzt verordnet. Damit wird zu viel Cholesterin im Blut allein nicht bekämpft. Zu viel Cholesterin im Blut ist der wesentliche Risikofaktor für Arteriosklerose. Es ist nicht allein die cholesterinarme Kost. Da der Körper selbst Cholesterin produziert und offenbar auf die Produktion von körpereigenem Cholesterin auch von Faktoren, wie Stress abhängt (in manchen Quellen wird der Stress mehr als 50 % dafür verantwortlich gemacht), ist auch der Stress zu reduzieren. Immer sind dann auch neben Übergewicht und Bewegungsmangel die anderen hier aufgeführten Risikofaktoren mit zu prüfen (Diabetes, Arteriosklerose, Stoffwechselstörungen, Funktionsstörungen von Drüsen, Mangelerscheinungen an Vitaminen, Spurenelementen ...).

Erkrankungen am Herz haben oftmals als Hintergrund einen überhöhten Blutfettspiegel. Zu viel LDL im Blut führt zur Anlagerung an die Gefäßwände, schädigt diese, löst Arteriosklerose aus, führt zu Entzündungen. Ein hoher HDL-Gehalt im Blut schützt die Gefäßwände vor Anlagerung des LDL an den Gefäßwänden. Die Lipoproteine, die der Körper nicht braucht, wandelt und speichert er in den Fettzellen.

1.3. Ursachen finden und abstellen

In den Erläuterungen zur Krankheit sind verschiedene Zusammenhänge dargestellt.
Aus denen kann man gegebenenfalls selbst oder zusammen mit seinem Arzt die Ursachen ermitteln. Immer ist es erforderlich, neben den Symptomen der Erkrankung, den auftretenden Beschwerden auch die Ursachen dafür abzustellen.

Grundsätzlich immer nötig – innere Entgiftung! Diabetes ist eines der Zeichen der Vergiftung des Körpers.

Verschiedene Möglichkeiten der Entgiftung neben der Umstellung der Ernährung:

- täglich frischen Apfel essen – entgiftet,
- Knoblauch ist ein starkes natürliches Mittel der Entgiftung,
- zu wenig trinken führt auch zur Vergiftung des Körpers,
  daher viel Wasser trinken!

Streng kontrolliertes Fasten bei Übergewicht. Während des Fastens wird Fett verbraucht, die Gewichtsreduzierung wird eingeleitet, Leber und Nieren werden entgiftet, Stoffwechselstörungen können ausheilen (2-2,5 Wochen fasten). Man riecht während des Fastens wegen der Ausscheidung der Gifte unangenehm. Spazierengehen, Wandern, Gartenarbeit, Schwimmen, Radfahren, wichtig Mittagsruhe und Leibwärme sollten das Fasten begleiten. Die ersten drei Fastentage sind unangenehm.

Nach dem Fasten mit Apfel, Joghurt, Hühnersuppe beginnen, am zweiten Tag geht mehr. Es tritt Entgiftung ein.
Wichtig: Kein Fasten bei TBC, Krebs, Psychosen, Neurosen und altersbedingter Abmagerung.

Entgiftung durch Wasser
In kalte feuchte Tücher wickeln – etwa 16 Grad kalt, (1 l Schweiß enthält 40 g Toxine).
2 l Wasser müssen mindestens täglich getrunken werden.

Entgiftung durch Kräuter,

Mäßige Bewegung ist für eine Entgiftung unerlässlich,

Ein totaler Kostwechsel kann bei der Gesundung sehr wirksam sein,

1.5. Quellen:

1. Jürgen Saupe, Der Naturdoktor, Naumann&Göbel, 1986,

2. Heilpflanzen und ihre Drogen, Mosaikverlag,

3. Kräuterenzyklopädie, Dumont,

4. Natürliche Heilmethoden, ecco,

5. Apotheker M- Pahlow, Hausapotheke, Bechermünz,

6. Natürlich gesund mit Hausmitteln und Wellness, Lingen,

7. Wildfrüchte, Verlag die Frau,

8. Das praktische Buch der Heilpflanzen, BLV,

9. Maria Lohmann, Heiltees, die wirklich helfen, Weltbild, ISBN 3-89604-751-5,

10. Feine Heilschnäpse und Liköre, area,

11. Dr. Hans-Peter Dörfler, Prof. Dr. Gerhard Roselt, Heilpflanzen gestern und heute, Urania-Verlag, ISBN 3-332-00112-4, 4. Auflage, 1989

12. Omas Lexikon der Kräuter- und Heilpflanzen, Weltbild, 1970, ISBN 3-89897-088-4

13. Dagmar Lanska, Wildpflanzen auf unseren Tisch, Artia, 1990

14. Leben ohne Gift, Weltbild,

14. Prof. Dr. Karl Hiller, Marina Krüger, Heilpflanzen, VEB Verlag Volk und Gesundheit, Berlin, 1989,

15. Michel Caron, Henry Clos Jouve, Heilpflanzen, Delphin Verlag, 1972,

16. Heidelore Kluge, Alte Heilmethoden neu entdeckt, Neffs Kleine Hausbibliothek, ISBN 3-8118-5833-5, und „Pflanzenkunde", ISBN 3-8118-5837-8, 1993,

17. Maurice Messegue, Michel Bontemps, Heilpflanzen, Therapielexikon, Ullstein Sachbuch, ISBN 3-548-34705-3, 1991

19. Vaclav Jirasek, Taschenatlas der Pflanzen, Artia,

20. Heil-, Arznei- und Nutzpflanzen, Madaus-Ratgeber, 1990

21. Pilze und Wildfrüchte selbst gesammelt und zubereitet, Verlag die Frau,

22. Dr. Rainer Schunk, Heilkraft aus Heilpflanzen,
    Kaulfuss-Verlag Abtswind, ISBN 3-022019-04-8, 2002,

23. Lexikon der Kräuter, Komet Verlag,

24. Kräuterbad&Katerstimmung, Naumann&Göbel,

25. Heilen mit Honig, Gesundheit und Genuß aus
    dem Bienenstock

26. Das praktische Buch der Naturheilkunde, Orbis Verlag

27. Handbuch aller Heilmittel der traditionellen Tibetischen
    Medizin, Dr. Pasang Yonten Arya – im Selbstverlag

28. Heilpflanzen, Moewig, ISBN 3-8118-8380-1, Mondatori,
    Verona

29. Apfelessig&Co natürliche Heilkraft Schönheitspflege
    Hausmittel, 1998, Italien

30. Maria Treben, Gesundheit aus der Apotheke Gottes -
    Ratschläge und Erfahrungen mit Heilkräutern, Ernsthaler
    Verlag, 1997, ISBN 3-850668-090-8,

31. Christine Li, Chinesische Heilmittel, Ludwig,
    ISBN 3-778-73863-1

32. Dr. Siegfried Börngen, Pflanzen helfen heilen,
    Verlag Volk und Gesundheit, 1970,

zu 2.- 4.

Die Kräuter zur unterstützenden Behandlung von Bluthochdruck, Diabetes, und erhöhten Cholesterinwerten

werden durchgängig nummeriert.

In der Zusammenstellung werden unter dem Begriff „Kräuter" nicht nur Wildkräuter, sondern auch Gartenkräuter, bekanntes Obst, Gemüse und weitere Stoffe zusammengefasst. Es geht um die natürlich angebauten und gewachsenen Produkte der Natur. Obst und Gemüse, sofern nicht anders beschrieben, immer als frisches Produkt verwenden.

Weitere in der Literatur angegebene Kräuter sind wegen der Giftigkeit, der Seltenheit/Naturschutz (z.B. Schlüsselblume) oder aus anderen Gründen ausgespart/nicht mit aufgeführt worden.

Die Reihenfolge wurde vom Autor aus der Sicht der Wirksamkeit und der Möglichkeit, diese Kräuter auch zu nutzen, gewählt.

2.0. Kräuter zur Behandlung von Bluthochdruck
Wirkungen, Verwendungen, Rezepte, Behandlungstips,

Fett/kursiv sind priorisierte Mittel (Nummer 1-16)

Bei Bluthochdruck **meiden**: Salz, Schokolade, Wurst, Alkohol, Tabak,

Aber **essen**: Knoblauch, Steckrüben, Lauch, Löwenzahn, Orangen, Pampelmusen, Kopfsalat, Zichorie, Auberginen, Blaubeeren, Artischocken, Weintrauben, Erdbeeren, schwarze Johannisbeeren,

1.
Quellen: 1., 9., 12., 13.,
Bärlauch (Allium ursinum) wilder Knoblauch, manchmal auch als Bärenlauch bezeichnet
Zuckersenkend, galletreibend, verdauungsfördernd, cholesterinsenkend, **blutdrucksenkend,** gegen Arteriosklerose,

frisch auf Brot senkt Zuckerspiegel, wirkt gegen Arteriosklerose, Fettstoffwechselstörungen, leitet Gifte aus dem Körper, wirkt gegen **Bluthochdruck**, es gibt diverse Rezepte mit Bärlauch wie Bärlauch-Omelett, Bärlauch als Bestandteil von Teigwaren

verwendet wird das Kraut zu Wildgemüse in Salaten und Suppen sowie getrocknet als Tee,

beachte: beim Sammeln auf den Knoblauchgeruch achten, damit die Pflanze nicht mit den Blättern der giftigen Maiglöckchen verwechselt wird,

2.
Quellen: 9., 12., 17., 30.,
Brennnessel (Urtica dioica)
Brennnesselblätter (frisch oder getrocknet).
Innerlich zur unterstützenden Behandlung bei Diabetes, blutreinigend, entzündungshemmend, verbessert den Stoffwechsel, harntreibend, blutbildend, Stoffwechsel anregend, schmerzlindernd, potenzstärkend, ausschwemmend, senkt Blutzuckerspiegel, gegen Eisenmangel, **blutdrucksenkend,** bei Harnwegsentzündungen, stärkt Immunsystem, entwässert, hilft Schlacken auszuscheiden,

verwendeter Bestandteil: Kraut, Blätter, (Kraut, also mit Stiel),

Verwendung: als Tee, in Teemischungen, Wildgemüse, Saft, Salat, Umschläge

Nebenwirkungen: keine

3(Nummer der Quelle) in der Küche in gehackter Form für Salat, Suppen, getrocknet für Tee,

5(Nummer der Quelle) Brennnesseltee (1 Teelöffel [TL] Brennnesselkraut auf ¼ Liter Wasser) – 4-8 Wochen 3 Tassen täglich, wirkt blutreinigend bei 4 Wochen täglich 3 mal 2 Tassen

Tee -> 5-8 Tassen täglich; je Tasse 1,5 g Trockenmasse. Bei bakteriellen und entzündlichen Erkrankungen als Spülung, jedoch dies nicht bei Herz- oder Nierenerkrankung. Frisch nur Pflanzen unter 10 cm verwenden, da hat sich die Oxalsäure noch nicht gebildet.

7(Nummer der Quelle) Brennnesselsuppe: Brennnesselblätter in Salzwasser weichkochen, grob hacken, in Butter andünsten, mit Brühe auffüllen, weichgekochte Kartoffeln zugeben, damit Suppe sämig wird, mit Dill, Salz und Pfeffer abschmecken

12(Nummer der Quelle) **Tee bei Bluthochdruck**: Brennnessel, Stiefmütterchen, Goldrute, Löwenzahnwurzel, 3:5:2:2, (Mischungsverhältnis) 1 TL je Tasse überbrühen, 10 Minuten ziehen lassen, abseihen, früh und abends je eine Tasse als Kur von 4-6 Wochen

13(Nummer der Quelle) Brennnesselsuppe: 2 Handvoll Brennnesseln, 1 Zwiebel, 200 g Wurzelgemüse, Salz, Pfeffer, ¼ l Wurzelbrühe, ¼ l Sahne, 1 Eigelb, 1 EL Mehl, 1 EL Zitronensaft, Schnittlauch

13(Nummer der Quelle) Kartoffelsuppe mit Brennnesseln: 300 g Kartoffeln, 1 Zwiebel, 2 handvoll Brennnesseln, 3 EL Mehl, 2 Knoblauchzehen, Kümmel, Pfeffer, Salz, 25 g Butter. Kartoffeln; Zwiebel, Knoblauch kochen, goldgelb angeschwitztes Mehl zugeben, andicken, feingewiegte Brennnessel zugeben, mit Butter, Petersilie und Gewürzen abschmecken

7(Nummer der Quelle) gebackene Brennnesselblätter als Suppeneinlage: Brennnesselblätter leicht auf einem Brett klopfen, mit Salz bestreuen, Saft ziehen lassen, Eierkuchenteig aus Mehl, Milch, Eiern, Backpulver, Salz zubereiten, Blätter hineintauchen und diese in heißem Öl goldgelb ausbacken; Blätter danach grob hacken und mit restlichem Eierkuchenteig vermischen, Eierkuchen ausbacken, zusammenrollen, in feine Streifen schneiden und als Suppeneinlage verwenden,

7(Nummer der Quelle) Brennnessel-Soja-Bratling: 350 g junge Brennnesselblätter, 50 g Spinatblätter, 5 EL Sojamehl, 3 Eiweiß, 1 Prise Salz und Muskatnuss, Öl; Blätter zusammen fein zerkleinert, mit anderen Zutaten vermischt; Salz und Muskat sparsam verwenden, handtellergroße Bratlinge formen, in heißem Fett auf beiden Seiten gut durchbraten, Servieren zu Kartoffelbrei, Rohkostsalaten oder/und Butterbroten; auch als Beilage zu Fleischgerichten,

13(Nummer der Quelle) Brennnesselnudeln: 2 Eier, 2 EL Milch, 3 EL geschnittene Brennnesseln, 3 EL Mehl, Butter, Curry und Salz, Nudeln bereiten, trocknen, vielfältig verwenden

13(Nummer der Quelle) Brennnesselspinat: 2 Handvoll klein geschnittente Brennnesselblätter, 1 Zwiebel u. 2 Knoblauchzehen schneiden, mit Mehl und Butter (je 2 EL) anschwitzen, ¼ l Milch zugeben, mit Salz, Pfeffer, Muskat würzen, mit Ei andicken, servieren zu Salzkartoffeln, Ei und/oder Fleisch

17(Nummer der Quelle) die Bauchspeicheldrüse wird abgeregt durch einen Tee aus: Faulbaumrinde, Brennnesselblätter, Angelikawurzel, Wacholderbeeren, Tausendgüldenkraut, Melissenblätter, 1:1:1:1:1, 1 EL mit kalten Wasser ansetzen, aufkochen, 2 * eine Tasse täglich,

3.
Quellen: 12.,
Buchweizen (Fagopyrum esculentum)
Ballaststoffreich, **gegen Blutdruckstörungen**, Kreislaufbeschwerden, ist glutenfrei,

verwendet wird der Samen (das Korn) in der Küche und Diätküche,

die Blätter und Blüten helfen bei Kreislaufbeschwerden und Blutdruckstörungen als Tee: 2 TL je Tasse mit kochend Wasser aufgießen, 1 Minute kochen lassen, ¼ Stunde ziehen lassen, abseihen, 4-6 Wochen täglich 2-3 Tassen als Kur gegen Arteriosklerose, gegen Störungen der Durchblutung

Mischung: Buchweizen, Mistel, Steinklee, Weißdornblätter, 1:1:1:1, 1TL je Tasse überbrühen, 15 Minuten ziehen lassen, als 4-6 wöchige Kur 2 Tassen je Tag schluckweise trinken,

4.
Quellen: 31.,
Chrysanthementee
Entzündungswidrig, bei Stoffwechselstörungen und Durchblutungsstörungen,

6 Gramm Chrysanthemenblüten überbrüht, 10 Minuten ziehen lassen, kann kalt oder warm getrunken werden,

10 Gramm Chrysanthemenblüten 3 Minuten in 1 l Wasser 3 min kochen, über den Tag verteilt trinken, mindestens 4 Wochen trinken, hilft bei **Bluthochdruck** und Übergewicht sowie Diabetes Typ 2,

5.
Quellen: 1.,
Hirtentäschel (Capsella bursa-pastoris)
Kraut getrocknet als Tee 4 TL pro Tasse überbrüht, kurz ziehen lassen, ungesüßt trinken kreislaufregulierend, **blutdruckregulierend (sowohl senkend als auch erhöhend)**

6.
Quellen: 1., 5., 9., 30., 32.,
Knoblauch (Allium sativum)
zuckersenkend, wirkt gegen Bakterien und Pilze, verdauungsfördernd, galletreibend, verbessert Fließeigenschaften des Blutes, blutreinigend, fäulniswidrig, bakterientötend, regt Drüsen der Verdauung an, erhöht Gallensaftproduktion, **geringfügig blutdrucksenkend**, beeinflusst männliche und weibliche Sexualhormon positiv,

frischer Knoblauch auf Brot senkt Zuckerspiegel, gegen Altersprozesse, gegen Gärungsprozesse im Bauch, sorgt für Elastizität der Blutgefäße, gegen Arteriosklerose, **Blutdrucksenkend**, gallensaftbildend, gegen hohen Blutdruck, wirkt positiv auf das Herz-Kreislaufsystem, beeinflusst Blutfettspiegel, verhindert Bildung schädlicher Cholesterine,

30(Nummer der Quelle) drei große Knoblauchzwiebeln zerdrücken (Knoblauchpresse) mit einem Liter Korn aufsetzen, 14 Tage stehen lassen, jeden Tag vor dem Frühstück einen Teelöffel davon nehmen,

7.
Kümmel
Schwarzkümmel (Nigella damascena)
Die Samen des Schwarzkümmels werden in der Küche als Gewürz verwandt. Er ist **blutdrucksenkend**. Volkstümlich wird er als türkischer Schwarzkümmel bezeichnet. Als Gartenpflanze „Jungfer im Grünen" genannt.
Wirkt bei Überdosierung giftig.

Beachte: im Unterschied dazu **Schwarzkümmel** (Nigella sativa siehe auch Nr. 212) regt Magen- und Gallensäfte an, wird bei Magenschmerzen verwendet. Dieser wird auch als echter Schwarzkümmel bezeichnet. Er wurde als Allheilmittel vom Begründer des Islam, Mohammed, bekannt gemacht.

8.
Quellen: 12., 30., 31.,
Mais (Zea Mays)
Maisbart (die aus der Blüte heraushängenden Haare)
Harntreibend, Abmagerungs- und Entfettungsmittel, kräftigt, antiseptisch, regt Blutbildung und Immunsystem an, hilft bei Magenleiden, hohem Cholesterinspiegel,

30(Nummer der Quelle) gegen Steinbildung der Harnorgane, Nierenentzündungen, Blasenkatharr, Gicht und Rheuma,

31(Nummer der Quelle) 60 g Maisbart in 3/4 l Wasser kochen, 10 min ziehen lassen, im Laufe des Tages trinken – mindestens 4 wöchige Kur
senkt Blutdruck,

9.
Quellen: 1., 9., 12., 30.,
Mistel (Viscum album)
wirkt anregend und positiv auf Bauchspeicheldrüse, heilt diese, wirkt auf den gesamten Drüsenhaushalt, stoffwechselfördernd, **senkt zu hohen Blutdruck**, wirkt auch positiv bei zu niedrigem Blutdruck, wirkt allen Herzschäden entgegen, wirkt gegen Arterienverkalkung, wirkt positiv auf die Muskeln der Blutgefäße,

wird als Tee verwendet, nur in den angegebenen Monaten (geerntet Oktober bis Dezember bzw. März/April) ist das Kraut wirksam!

12 (Nummer der Quelle) gegen Bluthochdruck und Arteriosklerose: Mistelkraut, Ackerschachtelhalm, Hirtentäschel, Löwenzahnwurzel, Löwenzahnkraut, Benediktenkraut, Rautenkraut, Schafgarbenkraut,

4:4:4:3:3:3:3:3, 1TL je Tasse, überbrühen, ziehen lassen, abseihen, 2-3 Tassen täglich mindestens 4 Wochen,

30 (Nummer der Quelle) Mistel wird im kalten Wasser angesetzt und bleibt über Nacht stehen. Als Ansatz nimmt man zu Beginn 3 Tassen kaltes Wasser und 3 TL getrocknete Mistel. Nach 2 Wochen kann man auf 2 TL und nach 4 Wochen auf einen TL zurückgehen.

Im Frühjahr mit diesem Tee aufhören und frische Gemüse essen. Mistel ist von Anfang Oktober bis Anfang Dezember und März bis April heilkräftig. Am wirksamsten sind Misteln von Eichen- und Pappelbäumen, gefolgt von Tannen und Obstbäumen. Stängel und Blätter kleinschneiden. Auf keinen Fall die weißen Beeren verwenden! Diese sind giftig. (sie wirken jedoch in Schweinefett zur Salbe verrührt äußerlich ausgezeichnet gegen Erfrierungen), mindestens ½ Jahr lang täglich zwei Tassen Misteltee trinken **heilt Stoffwechselerkrankungen**, frischer Mistelsaft kann Unfruchtbarkeit der Frau beheben (gut gewaschen in die Saftzentrifuge, 25 Tropfen in etwas Wasser nüchtern ½ Stunde vor dem Frühstück und abends vor dem Schlafengehen (Tropfen auch in Apotheke erhältlich),

10.
Quellen: 1., 12., 18., 24.,
Olive (Olea europaea)
Ölbaum (Olea europaea)

Antiseptisch, adstringierend, fiebersenkend, beruhigend, abführend, lindernd, cholesterinabbauend,

innerlich (Blätter) bei fiebriger Erkrankung, **Bluthochdruck**, (Öl) Verstopfung und Magengeschwür
äußerlich (Öl) bei trockener Haut, Schuppen, (Blätter) Hautabschürfungen,

Die Frucht (Olive) entgiftet, unterstützt Leber, wirkt bei Gicht und Diabetes

Olivenöl und Blätter werden angewendet. Olivenöl wird löffelweise gegen Gallenkoliken verwendet. Je heller und geruchloser das Öl, umso wertloser. Die frischen Blätter des Olivenbaumes (20 Blätter je Tasse) werden gekocht, 10 Minuten ziehen lassen, lauwarm morgens auf nüchternen Magen trinken; hilft gegen **Bluthochdruck**, Magen- und Darmbeschwerden.

18(Nummer der Quelle) auf nüchternen Magen ein Glas Wasser trinken, vor dem Schlafengehen eine Tasse Tee
(Geißbart, Olivenblätter, Lavendelblüten, Ährenminzblätter, Pomeranzenknospen, 2:1:1:1:1., 1 EL je Tasse, überbrühen, 5 Minuten ziehen lassen) trinken,

11.
Quellen: 12.,
Reis (Oryza sativa)
Gegen **Bluthochdruck**, Nierenleiden, Diabetes, regt Nierenfunktion an, entwässert, fördert Sehkraft,

Reisessig hilft bei **Bluthochdruck**

12.
Quellen: 1., 9., 12.,
Rosmarin (Rosmarinus officinalis)
Durchblutungs- und heilungsfördernd, kreislaufstabilisierend, regt Bildung von Gallen- und Magensaft an, krampflösend, **angewandt bei zu niedrigem Blutdruck**, verdauungsfördernd,

Die Blätter (1 TL getrocknete Blätter je Tasse) wirken **blutdruckerhöhend** und kreislauffördernd. Nicht abends einsetzen, weil die anregende Wirkung das Einschlafen verhindert. Dient als Gewürz in der Küche.

Also kein Rosmarin im Küchengebrauch anwenden, wenn Bluthochdruck besteht.

13.
Quellen: 13.,
Schnittlauch (Allium schoenoprasum)
Blutdrucksenkend,

14.
Quellen: 1., 12., 30.,
Sellerie (Apium graveolens)
zuckersenkend, **blutdrucksenkend (Stangensellerie)**, ballaststoffreich, vorbeugend gegen Nieren- und Gallensteine, blutreinigend, harntreibend, regt Stoffwechsel an, bei Diabetes, Gallenstauung, Fettsucht, Rheuma,

Sowohl Knollensellerie als auch Stangensellerie wirken harntreibend und werden bei Nieren- und Blasensteinen eingesetzt.
Verwendet werden Kraut, Samen und Wurzel. In der Küche gibt es vielfältige Anwendungsbereiche von Sellerie. Frischer Sellerie für eine Diät ist zweckmäßiger als der Verzehr von Medikamenten. Getrocknete Sellerieblätter oder Samen als Tee sind harntreibend.

Knollensellerie ist für Diabetiker zu nährstoffreich.

Frisch im Mixer zerkleinert, 4 EL vor der Mahlzeit,
Nierenkranke sollten nur sehr kleine Mengen Sellerie zu sich nehmen

15.
Quellen: 20.,
Weißdornfürchte (Crataegi fructus)
Weißdornblätter mit Blüten (Crataegi folium cum flore)
herzstärkend,
nur bei monatelanger Anwendung entfalten sich die Wirkungen.

Beide Mittel (Früchte und Blätter sowie Blüten) haben gleiche Wirkstoffe. Tee als Aufguss (1 TL getrocknete Blätter mit Blüten überbrühen, 10 Minuten ziehen lassen; 3-4 mal täglich eine Tasse) wirkt Herz stärkend, bei Durchblutungsstörungen, nervösen Herzbeschwerden, dem „Altersherz", **gegen zu hohem Blutdruck** und auch gegen Arteriosklerose,

Blütentee bei Herzbeschwerden: 2 EL je ½ l überbrühen, ziehen lassen, bei Atemnot getrocknete Früchte: 3 EL je ½ l kalt ansetzen, 12 Stunden, leicht erwärmen, durchsieben, über den Tag verteilt trinken,

16.
Quellen: 12.,
Zimt, (Cinnamomum zeylanicum)
Antiseptisch, lösen Spannungen der glatten Darmmuskulatur, kreislaufanregend, Heilgewürz bei Entzündungen des Darms, bei Kreislaufschwäche, niedrigem Blutdruck, gegen Darmparasiten, senkt Blutzuckerspiegel, **regulierend bei hohem Blutdruck,** stärkt Herz, durchblutungsfördernd, hilft bei Kreislaufschwäche und unregelmäßigem Puls,

nicht in der Schwangerschaft, nicht bei Magen- und Darmgeschwüren, zu hohe Dosierung kann zu allergischen Reaktionen führen,

Zu 2.

2.1. Leber

Die fett – schwarz gekennzeichneten Kräuter (**Nummer 17 bis 71**) werden bei den Erkrankungen der Leber, die ggf. in Folge des zu hohen Blutdrucks bzw. als Begleiterscheinungen auftreten, empfohlen.
Essen: Äpfel, Birnen, Weintrauben, Orangen, Möhren, Lauch, Steckrübe, Sellerie, Kohl (roh), Schnittlauch, Zwiebel, wenn möglich ein Fastentag je Woche ,(**bei geschwollener Leber**),

17.
Quellen: 5., 12.,
Ackerschachtelhalm (Equisetum arvense), auch Zinnkraut genannt, als Tee, stärkt Bindegewebe, Stoffwechsel anregend, Bad regt Durchblutung an,

verwendeter Bestandteil: Kraut (grüne Sommertriebe)

Wirkungen: innerlich: bei Blasenentzündungen, Blasenschwäche, Nierengrieß, Rheuma, Wassereinlagerungen, zur Blutreinigung, bei schlecht heilenden Wunden, bei Beschwerden im Beckenbodenbereich, bei Entzündung der Vorsteherdrüse, bei Inkontinenz, Harnröhrenentzündung, Entzündung der Harnblase, äußerlich bei Rheuma zur Stärkung des Bindegewebes

Verwendung: in Teemischungen (Blasen-, Lungen- Stoffwechseltees), Bäder,
Tee als Mittel bei Koliken; als Badezusatz 100 g des Krautes mit 1 Liter Wasser überbrühen, 1 Stunde ziehen lassen

Nebenwirkungen: nicht am gleichen Tag Ackerschachtelhalm-Tee und Bad anwenden! Nicht langfristig anwenden!

Sammeln zu beliebiger Zeit während des Wachstums, abschneiden, trocknen,

Verwechslungsgefahr mit dem giftigen Sumpfschachtelhalm, Unterscheidung: Ackerschachtelhalm:1. Das erste Glied des Seitenastes ist so lang wie die Blattscheide,
Sumpfschachtelhalm: 2. Das erste Glied des Seitenastes ist deutlich kürzer als die Blattscheide,

pilzbefallene Ackerschachtelhalm-Pflanzen nicht verwenden!

5(Nummer der Quelle) Ackerschachtelhalmtee zusammen mit Krappwurzel (ggf. aus Apotheke) wirkt gegen Nierensteine und löst auch kleine Steine auf!

12(Nummer der Quelle) Tee bei Blasenentzündung: Birkenblätter, Ackerschachtelhalm, Hauhechel, Bärentraubenblätter, Orthosiphonblätter 1:1:1:1:1, 1 TL je Tasse, mit kaltem Wasser ansetzen, aufkochen, 5 Minuten ziehen lassen, abseihen,

27(Nummer der Quelle) Schachtelhalm kuriert Fieber der **Leber**

18.
Quellen: 12.,
Andorn (Marrubium vulgare)
Entzündungshemmend, fördert Gallefluss, bei **Leberbeschwerden**,
beruhigt Herz,

12(Nummer der Quelle) Teemischung. getrocknetes Andornkraut und
Löwenzahnwurzel, 2:1, 2 TL je Tasse, überbrühen, 10 Minuten ziehen
lassen, abseihen, täglich je eine Tasse vor dem Essen früh, mittags und
abends gegen **Leberbeschwerden**

19.
Quellen: 1., 5., 12.,
Artischocke (Cynara scolymus)
Artischockenboden
Antiseptisch, blutfettsenkend, regen **Leber** und Nieren an, wirken
entgiftend, regenerieren die Verdauungsorgane, wirken gegen
Gallenstörungen, senken Cholesterinspiegel, entgiftet Leberzellen,
stimuliert Gallenabsonderungen, hemmt Gallensteinbildung, baut Blutfette
ab,

Verwendet werden in der Küche die Blütenköpfe, sie werden nicht nur bei
Zuckerkrankheit gern gegessen

medizinisch verwendet werden die wirksameren Wurzeln und Blätter
sowohl für Fertigpräparate als auch die getrockneten Blätter für Tee:
12(Nummer der Quelle) Artischockenblätter, Pfefferminze, 3:2, 1 TL je
Tasse, aufbrühen, 10 Minuten ziehen lassen, abseihen, 4-6 Wochen 2-3
Tassen täglich ungesüßt in kleinen Schlucken nach den Mahlzeiten trinken,

20.
Quellen: 9.,
Benediktenkraut (Cnicus benedictus)
Galletreibend, verdauungsfördernd, wird bei Verdauungsbeschwerden,
Leber- und Galleleiden sowie Blähungen verwendet als Tee, pur aber auch
gemischt mit Kalmuswurzel

21.
Quellen: 9., 12., 32.,
Birke (Betula pendula)
Harntreibend, stoffwechselanregend, desinfizierend, scheidet Harnsäure
aus, gegen Entzündungen der Harnwege, Blasensteine,

Birkenblätter, gesammelt April-Mai werden als Tee, besser jedoch für
Teemischungen bei Nieren-, Blasenbeschwerden und zur Blutreinigung
verwendet, sind gegen Entzündungen der Harnwege, fördert Gallen- und
Magensaftsekretion, als Teekur (mindestens 2 Monate) können
Birkenblätter Nierensteine beseitigen, Mittel bei Unterfunktion von Herz,
Niere und **Leber**,

Teemischung: Birken-, Brennnessel-, Efeu- und Malvenblätter, 2:1:1:1, 1
TL je Tasse überbrühen, 10 Minuten ziehen lassen, abseihen, in kleinen
Schlucken trinken bei akuten Blasenentzündungen

nicht verwenden bei eingeschränkter Nieren- bzw. Herztätigkeit,

22.
Quellen: 1., 3., 12.,
Bockshornklee (Trigonella)

Gegen rheumatische Schmerzen, Stärkungsmittel, unterstützt **Leber**, sehr
gut zur Verbesserung der Gehirntätigkeit (wenn Vergesslichkeit,
Gereiztheit, Konzentrationsschwäche, Schlafstörungen, Kopfschmerzen
und Verstopfungen vorliegen);
zweckmäßig ist in dem Fall aktivierten Bockshornklee aus der Apotheke –
drei Kapseln täglich, bei Erschöpfung und Entzündungen 2 Kapseln täglich,

ist auch Gewürz mit Selleriegeruch, innerlich bei Altersdiabetes,
Magenschleimhautentzündung, unzureichender Milchbildung, bei
Verdauungsstörungen, Gicht und Arthritis,
in der chinesischen Medizin bei Beschwerden, die mit Nieren
zusammenhängen (Rückenschmerzen), vorzeitigem Samenerguss,
schwachem Geschlechtstrieb, in der Medizin schon 1500 v.d.Z. bekannt,

1(Nummer der Quelle) Samen innerlich genommen wird bei
Zuckerkrankheit verwendet

3(Nummer der Quelle) Küche – Samensprossen für Salate, stärkt **Leber**,
Nieren, Fortpflanzungsorgane,

23.
Quellen: 9., 12.,
Brunnenkresse (Nasturtium officinale)
Galletreibend, antibakteriell, antibiotisch, blutreinigend, bei **Leber**- und
Gallenleiden, Schilddrüsenkropf, greift im Magen schädliche Bakterien an,
aber lässt Nutzbakterien unbehelligt, regt Drüsentätigkeit an,

Eingesetzt wird die Pflanze als frischer Salat, ausgepresster Saft und
getrocknet als Tee; zu viel des frischen ausgepressten Saftes kann im
Ausnahmefall Magen-Darmbeschwerden hervorrufen

**Nicht verwenden bei Magen- oder Darmgeschwüren und
entzündlichen Nierenerkrankungen,**

24.
Quellen: 5.,
Chicoree
Im Winter so oft wie möglich Chicorèe-Salat essen hilft der **Leber** und
aktiviert den Gallefluss.

25.
Quellen: 1.,
Eberesche (Sorbus aucuparia), auch Vogelbeere genannt
Genutzt werden die Früchte,

Wirkungen: Früchte enthalten viele Zuckerarten, auch Sorbose, der
Diabetikern hilft,
wird auch bei Augenerkrankungen verwendet, senkt Augeninnendruck,
enthält hohen Anteil Vitamin C,

Galle- und **leberstärkend, wirkt auf Leberstoffwechsel**, Magen- und Darmtrakt,

frische Beeren als Saft oder Mus sind leicht abführend, gekochte Beeren wirken gegen Durchfall

26.
Quellen: 1., 12.,
Eiche (Querus robur) Eichenbaum
Virenhemmend, entzündungswidrig, zusammenziehend

Eichenrindentee – Rinde junger Zweige, **keine Borke**,
gegen Magen-, Darmentzündungen, Nieren- Nierenbeckenentzündung,
Leberschwellungen,

beachte: nicht bei viraler Hepatitis anwenden, Eichenrinde wird bei einigen Autoren wegen der zu starken Wirkung der Borke für innerliche Anwendung nicht empfohlen,

27.
Quellen: 1.,
Engelsüß (Polypodium vulgare)
In Blutreinigungs-, **Leber-** und Gallentees,

28.
Quellen: 1, 9., 12.,
Enzian (Gentiana lutea)
Verdauungsfördernd, hilft bei **Leber-** und Gallenleiden,
Magensäuremangel, Blutarmut, appetitanregend, erhöht Speichel- und Magensaftausscheidung,

wirkt als Tee aus getrocknetem Wurzelstock (Kaltauszug) gegen Blähungen, regt Gallenproduktion an, Magen- und Darmstärkend,

Tee bei Magen-Darmbeschwerden: 1 TL Enzian überbrühen, ziehen lassen

nicht anwenden bei hohem Blutdruck, Magen- und Darmgeschwüren, während Schwangerschaft und Stillzeit,

29.
Quellen: 1., 9., 12.,
Erdrauch (Fumaria officinalis)
Harntreibend, blutreinigend, fördert Stoffwechsel,

wirkt als Tee (Aufguß) aus getrocknetem blühendem Kraut
Gallesaftanregend, beruhigt den Darmtrakt, wirkt gegen Verstopfung und schlechter Verdauung, gegen **Leberbeschwerden**,

30.
Quellen: 1., 9., 12.,
Gänseblümchen (Bellis perennis)
Harntreibend, stoffwechselanregend, reizmildernd,

wirkt als Tee aus getrockneten Blüten gegen Blasen-,

Leber-, Nieren- und Gallenleiden, Darmentzündungen, Stoffwechselstörungen, Fettleibigkeit, Herzerkrankungen,

9(Nummer der Quelle) im Frühjahr frisch wirksam in bzw. als Wildsalat

31.
Quellen: 1., 3., 16.,
Große Klette (Arctium lappa)
Entzündungshemmend, beseitigt bakterielle Infektionen, Samenextrakte der Klette senken Blutzuckerspiegel, blutreinigend,

in der Küche verwandt wie Stangensellerie (Stiele junger Blätter, Wurzeln roh zu Salat, Wurzel gekocht wie Möhre,

in Medizin bei Hautkrankheiten, Entzündungen, chronischen Vergiftungen, Rheuma, Gicht, Furunkel,

verwendet werden frische Blätter, Wurzeln (getrocknet), Früchte, wirkt harntreibend, als Tee oder Tinktur gegen Rheuma, als Umschlag zusammen mit Olivenöl gegen Furunkel,

1 (Nummer der Quelle) Tee aus Klettenwurzel, 2 TL je Tasse bei **Leber-** und Gallenbeschwerden, gegen Nieren- und Blasensteine

32.
Quellen: 1,
Habichtskraut (Hieracium pilosella)
wirkt als Tee aus getrocknetem blühenden Kraut bei
Lebererkrankungen, Magen- und Darmbeschwerden

33.
Quellen: 1., 9., 12.,
Hafer (Avena sativa)
Verwendet bei **Leber-** und Gallenerkrankungen, Stoffwechselstörungen, senkt Cholesterinspiegel, verbessert Darmfunktion, helfen Blut- und Zellen zu erneuern,

beruhigend, angewandt u.a. bei Magen-Darm-Störungen, **Leber-** und Gallenleiden, Milz stärkend, bei Diabetes und allgemeiner Schwäche

Haferstrohbad hilft bei Blasenentzündung,

Haferschleim bei Magen-Darm-Erkrankungen,

schlaffördernder Tee: 1 EL grüner Hafer je ¼ l überbrühen, ziehen lassen,

34.
Quellen: 1., 12.,
Heckenrose (Rosa canina)
Desinfizierend, stärkt Abwehrkräfte, stärkt Blutgefäße,
Hagebuttenfrüchte enthalten viel Vitamin C, aber auch A, B, K, und P.

100 getrocknete Schale enthalten 0,5-1,5 g Vitamin C, der Tagesbedarf eines Menschen beträgt 50-70 mg (0,05-0,07 Gramm) und ist nötig für die Tätigkeit der Nebennieren, Bauchspeicheldrüse, Schilddrüse, **Leber**, Milz,

des Gehirns, Herzens, hilft bei der Blutgerinnung und Fermentreaktion, der Mensch kann selbst Vitamin C weder speichern noch bilden,

Ermüdungserscheinungen, Muskel- und Herzschwäche, Blutungen, schlechte Wundheilung, herabgesetzte Widerstandskraft können Anzeichen von Vitamin-C-Mangel sein, zu viel Vitamin C ist absolut unbedenklich,

Tee aus zermahlenen Kernen, 2 TL je Tasse wirkt bei Nierenleiden, stärkt Blutgefäße
Tee aus der Hagebutte hilft bei kleinen Steinen und Gries in Niere und Blase, 14 Tage lang täglich 3-4 Tassen trinken,

Tee aus Schalen, 1 EL je 3 Tassen, kalt ansetzen, nach ein paar Stunden kochen (hier weicht die Meinung der Autoren voneinander ab: 1. Von 5-6 Stunden bis 24 Stunden kalt ziehen lassen und 2. von trinkwarm erwärmen, um Vitamine zu erhalten bis zu 5 Minuten kochen reicht die Spannbreite), dieser Tee wird gern Fieberkranken gegeben, kalt ist der Tee durststillend,

Hagebuttenmark: 1 kg Früchte entkernen, zerkleinern mit Fleischwolf, Masse weichkochen, durchseihen, mit Zucker 1:1 mischen und geriebener Schale einer Zitrone untermengen, erhitzen bis sich der Zucker gelöst hat, Konzentrat in Gläser abfüllen, täglich 2-3 mal einen TL zu sich nehmen,

35.
Quellen: 1,
Heidekraut (Culluna vulgaris)
Erheblich harntreibend, fördert Tätigkeit des Herzmuskels, erweitert die Nierengefäße, entzündungswidrig, desinfizierend,

Blüten, aber auch blühendes Kraut, während der Blütezeit gesammelt (nicht die verholzten Teile) gegen Entzündungen der Nieren und Blase, Beschwerden der Milz, **Leber**, bei Magenkrämpfen und zur Blutreinigung, besonders bei Erkrankungen in Folge falscher Ernährung mit zu vielem tierischem Eiweiß und zu vielen Fettsäuren, Tee ist scharf im Geschmack

Keine Nebenwirkungen,

36.
Quellen: 1., 4., 9., 11., 12., 13., 17., 24., 30., 32.,
Heidelbeere (Vaccinium myrtillus), Blaubeere
Früchte frisch oder getrocknet bei Rheuma, Gicht, **Lebererkrankungen**,

Angewandt (Tee aus **Blättern**) unterstützend zur ärztlichen Behandlung zum Senken des Blutzuckers, gegen leichte Blasenentzündungen,
(keinesfalls für längeren Gebrauch geeignet!)

Die Früchte (getrocknet und dann aufgekocht) wirken gegen Durchfall, Hämorrhoiden. Frische Früchte helfen gegen Mundfäule und Mundgeruch, Mus, Saft oder Heidelbeerwein gegen Magen-Darm-Störungen und Entzündungen im Verdauungsapparat, Saft zum Gurgeln gegen Halsentzündungen, Tee aus Blättern hilft bei Zuckererkrankungen,

1(Nummer der Quelle) 1 EL getrocknete Blätter gesammelt bevor Früchte reif sind, gegen Blasen- und Nierenleiden, Entzündungen im Blasenbereich und Verdauungsapparat, gegen Bettnässen im Alter, Magen-Darmstörungen,

13(Nummer der Quelle) Blätter dienen unterstützend bei Diabetes,

7(Nummer der Quelle) Kulturformen haben nicht die genannten Wirkungen. Blätter trocknen, dürfen nicht braun werden, Blätter nicht längere Zeit verwenden,

17(Nummer der Quelle) 20 g Blätter je ½ l kochendes Wasser, 5 min ziehen lassen, tägl. 2 Tassen,

30(Nummer der Quelle) Heidelbeerblätter enthalten Myrtillin, welches pflanzliches Insulin genannt wird, die Blätter dürfen nur vor der Fruchtreife gepflückt werden, eine Heilbehandlung mit dem Tee bedarf ärztlicher Überwachung, die Behandlung kann nicht nur die Zuckerausscheidung herabsetzen, sondern auch die Bauchspeicheldrüse heilen,

30(Nummer der Quelle)Naturheilpfarrer Künzle: 1 TL (Nelkenwurz, Brombeer- und Heidelbeerblätter, Goldenes Fingerkraut, grüne gedörrte Bohnenschalen 3:1:3:2) auf ¼ l Wasser (1 Tasse), abbrühen, 3 min ziehen lassen, täglich 6-8 Tassen beseitigt schnell Zuckerkrankheit,

(Blätter sammeln bevor die Früchte reif sind) bei Zuckerkrankheit, nicht über sehr langen Zeitraum – es können chronische Vergiftungen dabei auftreten, blutzuckersenkend, harntreibend,

Als Tee-Bestandteile bei rheumatischen Beschwerden. Sie wirken vorrangig bei Zuckerkrankheit, Nieren- und Blasenleiden (auch akuten Entzündungen, bei Blasenschwäche im Alter).

Durch längere Einnahme von Heidelbeerblätter-Zubereitungen vergiftet man sich mit Hydrochinon. Das kann bis zum Tod führen. Hydrochinon ist krebserregend!

37.
Quellen: 1.,
Hirschzunge (Phyllitis scolopendrium)
Getrocknete Farnwedel (am besten zur Zeit der Sporenreife gesammelt und im Schatten getrocknet), bei Erkrankungen der **Leber**, Milz, Entzündungen im Dickdarmbereich, bei Blasenleiden, 5 g auf ½ l Wasser, aufkochen, 10 Minuten ziehen lassen, täglich 2-3 Tassen,

38.
Quellen: 1., 12.,
Kerbel (Anthriscus cerefolium)
Harntreibend, appetit- und stoffwechselanregend, bei Nieren- und **Leberbeschwerden**,

Blühendes Kraut getrocknet als Tee, 2 TL je Tasse Wasser, gegen Nieren- und Blasensteine, zur Blutreinigung, darüber hinaus in der Küche verwendet als „grüne Soße"

39.
Quellen: 12., 13.,

Kirsche (Prunes avium) Süßkirsche
Kirschen (süße und saure) unterstützen Nierenfunktion, sind
darmregulierend, blutreinigend,
Fruchtstängel der Kirschen als Tee wirken harntreibend und schleimlösend,

Süßkirsche wirkt günstig für Nieren und **Leber**, blutbildend, fiebersenkend,

Sauerkirsche ist ausgezeichnete Diätspeise, wirkt fiebersenkend und
fördert die Aufnahme von Heilmitteln,

siehe auch Nummer 408.

40.
Quellen: 1,
Kornblume (Centaurea cyanus)
Blüten in Blasen- und Nierentees, harntreibend, wohltuend bei Galle-,
Leber-, Blasen- und Nierenbeschwerden

41.
Quellen: 1., 9., 12., 32.,
Kümmel (Carum carvi)
Fördert Gallensaftbildung, regt **Leber** und Darm an, hilft bei
Verdauungsbeschwerden und –störungen, krampflösend, hilft bei der
Fettverdauung, blähungstreibend, macht schwerverdauliche Speisen
bekömmlicher, Mittel gegen Gärungserscheinungen,

Früchte als Gewürz in der Küche gegen Blähungen, harntreibend, löst
Verschleimung in Magen-, Darmtrakt und Atemwegen, als Tee solo oder
gemischt mit Kamille, Pfefferminze und Tausendgüldenkraut,

42.
Quellen: 5., 12.,
Kurkuma (Curcum zanthorrhiza) auch Gelbwurz genannt,
Regt Gallenblasenentleerung an, bei Gallenblasenentzündung, vorbeugend
gegen Arteriosklerose sowie deren Folge (Herzinfarkt und Schlaganfall),
Mittel bei **Leber**- und Galle-Leiden, verdauungsfördernd, galletreibend,
keimtötend, hilft bei Magen- und Nierenerkrankungen,

verwendet in der Küche und als Tee,

43.
Quellen: 1,
Leberblümchen (Hepatica nobilis)
Getrocknetes Kraut mit Blüten (frisch ist das Kraut giftig, nie frisch!) 2 TL
je Tasse sechs Stunden stehen lassen, den kalten Ansatz nur leicht
erwärmen, zwei Tassen je Tag, gegen **Leberstauungen**,
Gallebeschwerden, Gallensteine, Gallengrieß, Milz- und
Nierenbeschwerden, milzöffnend,

44.
Quellen: 1., 12.,
Liebstöckel (Levisticum officinale) auch Maggikraut, Leberstockkraut
genannt
Harntreibend, verdauungsfördernd, menstruationsfördernd,

Liebstöckelwurzeln sind Bestandteil von Nieren- und Blasentees, Verwendet werden Kraut, Blätter, Früchte, Wurzel

1(Nummer der Quelle) Liebstöckel in Wasser und Wein gesotten, nimmt Verstopfung der **Leber** und Milz,

45.
Quellen: 1., 3., 5., 9., 10., 11., 12., 13., 16., 22, 23., 24., 26., 27., 30., 32.,

Löwenzahn (Taraxacum officinale)
Löwenzahnblätter und –wurzeln werden getrocknet und als Tee verwandt gegen Gicht, Rheuma, **Zuckerkrankheit**, Leber- und Gallenerkrankungen, regt alle Drüsentätigkeit an. Man soll die frischen Blätter als Salat essen und häufig den Tee trinken. Für Langzeitanwendungen geeignet. Regt Drüsentätigkeit an, d.h. hilft der Bauchspeicheldrüse, dem Magen, dem Speichel im Mund und hilft der **Leber** und Galle,
Löwenzahn enthält Insulin (am meisten enthält die frische Wurzel vor dem Blühen der Pflanze),

Dient auch der Entgiftung. Reinigt Blut, Stoffwechsel anregend, aktiviert Verdauungsdrüsen, galletreibend, harntreibend, fördert Gallensekretion,

Wirkungen: bei Leber- und Galleleiden, Gicht, Rheuma, Nierenleiden, Altersschwäche, als Stoffwechselkur, bei Zuckerkrankheit, helfen gegen Verkalkung und Vergreisung

Verwendung: in Teemischungen, passt im Tee immer gut zu Brennnessel, Hagebutte und Pfefferminze,
verwendet auch als Wildgemüse,

keine Nebenwirkungen: **unterscheide** zwischen „gemeinen Löwenzahn", lat. Taraxacum offitiiale, auch Pusteblume, Butterblume und Kuhblume genannt und dem ebenfalls Löwenzahn genannten „Leondotron" der behaarte Stängel besitzt; die Anwendung betrifft den **„gemeinen Löwenzahn"**

gegen Diabetes:

1(Nummer der Quelle) 5g je Tasse von getrocknetem Kraut bzw. Wurzel heiß aufbrühen, 10 Minuten ziehen lassen,

3(Nummer der Quelle) frische Blätter im Salat sehr gut mit Sauerampfer, innerlich bei Gallenblasenbeschwerden, Erkrankungen der Harnwege, Gallensteine, Gelbsucht, **Zirrhose**, chronischen Gelenk- und Hautbeschwerden, Gicht, Ekzemen, Diabetes,

4(Nummer der Quelle) nur Aufguss aus getrockneten Blättern,

5(Nummer der Quelle) Löwenzahntee verhindert (erneute) Gallensteinbildung, löst jedoch nicht bestehende Gallensteine auf,

5(Nummer der Quelle) Löwenzahn-Tee als Frühjahrs- und Herbstkur, auch Löwenzahnwurzel für Tee, mindestens 8-Wochen-Kur, diese Kur regt Galle, **Leber** und Nieren an, baut Magensäure neu auf,

5(Nummer der Quelle) Löwenzahnsaft (aus Reformhaus), 6-8 Wochen 2*täglich 1-1,5 Teelöffel

7(Nummer der Quelle) Löwenzahnsalat für 2 Personen: 175 g junge gewaschene Löwenzahnblätter von Pflanzen, die nicht geblüht haben, 25 g Zitronensaft, 1 Esslöffel Olivenöl, 1 Prise Salz und Pfeffer, 60 g Wasser, Marinade aus Zutaten mit Blättern vermengen und gut durchziehen lassen,

7(Nummer der Quelle) Blütenansätze vom Löwenzahn 3 Minuten kochen und mit ein wenig Butter abschmecken

7(Nummer der Quelle) Suppenwürze aus Wildkraut (500 g junge Brennnesselblätter, Löwenzahnblätter und –wurzeln, Sauerampfer, Kresse, Kerbel, Kalmus (alles je nach Vorkommen) dazu eine Möhre, 50 g Petersilie, 130 g Salz, 2 Spritzer Zitronensaft// Kräuter mit Salz bestreuen, 2 Stunden abgedeckt stehen lassen, durch Fleischwolf drehen, Zitrone zugeben, kräftig durchmengen, in sehr kleine Gläser abfüllen; ist so roh bis zu 8 Monaten haltbar

7(Nummer der Quelle) Frühlingssuppe aus Wildkräutern: 2-4 EL feingehackte Wildkräuter (Löwenzahn, Brennnessel, Sauerampfer, Schafgarbe, Kresse, Kerbel in Fett (40 g) bei starker Hitze dünsten, Mehl (40 g) oder Reis zugeben und leicht anrösten, 1 Liter Brühe zugeben und aufkochen, noch 15 Minuten ziehen lassen (bei Reis 25 Minuten),

12(Nummer der Quelle) Teemischung bei **Leberbeschwerden**: Löwenzahnwurzel, Löwenzahnkraut, Brennnesselblätter, Birkenblätter, 1:1:1:1, 2 TL je Tasse, überbrühen, 10 Minuten ziehen lassen, abseihen, Kur von 4 Wochen mit 2-3 Tassen täglich,

13(Nummer der Quelle) Löwenzahnsalat mit saurer Sahne: 1 Teller Löwenzahnblätter, 1 Tasse Saure Sahne, 1 EL Schnittlauch, Salz, Pfeffer: Blätter waschen, kleinrupfen, saure Sahne und Gewürze zugeben,

13(Nummer der Quelle) Löwenzahnsalat mit Apfelsinen: 35-40 Blätter Löwenzahn, 4 Apfelsinen (Kerne entfernen und kleinschneiden), 1 Prise Zucker, 2 EL Öl, Pfeffer - gekühlt servieren

16(Nummer der Quelle) Löwenzahnsaft aus den Hohlstengeln und der Wurzel wird bei **Leberkrankheiten**, Gallenleiden und Rheuma angewendet, wirkt gegen Verstopfung und ist harntreibend

26(Nummer der Quelle) Löwenzahnblätter möglich vor der Blüte für den Salat verwenden; Tee als Kur zweimal 4 Wochen im Jahr,
27(Nummer der Quelle) **Löwenzahn** heilt Erkrankungen der Galle und des Magens, lindert Krampfattacken durch Vergiftungen, Blüten kurieren Fieber, heilt Blut-Galle-Erkrankungen, kuriert Vergiftungen, ausgelöst durch Metalle und Edelsteine,

30(Nummer der Quelle) hilft bei Gallen- und **Leberleiden**, 5-6 Blütenstängel roh täglich bei chronischer Leberentzündung, Zuckerkranke täglich bis zu 10 Stängel so lange der Löwenzahn in der Blüte steht, bei Müdigkeit/Abgeschlagenheit reichen 14 Tage mit frischen Löwenzahnstengeln, durch blutreinigende Wirkung hilft Löwenzahn bei Rheuma und Gicht,

Drüsenschwellungen gehen nach 4-wöchiger Kur zurück,

weihnachtlicher Lebkuchen aus Löwenzahnsirup ist gesund und schmeckt, (2 Handvoll Blüten mit einem Liter kaltem Wasser aufgesetzt und zum Kochen gebracht, nach dem Aufwallen über Nacht stehen lassen, durch ein Sieb laufen lassen, auspressen, mit 1 kg Rohzucker und ½ in Scheiben geschnittenen Zitrone auf dem Herd bei geringer Wärme eindicken ohne zu kochen, Masse darf nicht zu dünn sein, da sie sonst einsäuert und nicht zu dick, da sonst der Zucker kristallisiert, verwenden als Brotaufstrich, dieser ist bei Nierenerkrankung im Gegensatz zu Honig bekömmlich,

30(Nummer der Quelle) gegen Zuckerkrankheit Pflanze mit Wurzel gut gewaschen als Salat, man soll im Frühjahr zwischen dem grasig grünen und gelblich milchigem Ansatz trennen; letzterer ist besser, täglich einen Salat mittags und abends, später ab April/Mai täglich 10-15 Stängel Löwenzahn, Blüte nach Waschen vor Essen abtrennen,

46.
Quellen: 1., 5.,
Mariendistel (Silybum marianum)
Früchte, reife Samen (schwarze Körner ohne weißen Pappus) 1 TL je Tasse hilft bei **Leberentzündungen, regeneriert die Leber**, beseitigt Leberdruck, wirkt bei Gallenentzündung

Teekur der Mariendistel ist leberkranken Patienten zu empfehlen (2 TL der Früchte je Tasse, überbrühen, ¼ Stunde ziehen lassen, abseihen, 4-6-Wochen täglich eine Tasse vor dem Mittag- und dem Abendessen,),

47.
Quellen: 3., 27.,
weiße Maulbeere (Morus alba)
schweißbildend, antibakteriell, antirheumatisch (Zweige), kühlend (Blätter), schleimlösend, harntreibend (Wurzelrinde), kräftigend für Nieren (Früchte),

Küche Früchte frisch verzehrt oder zu Gelee, Marmelade verarbeitet,

in der Medizin innerlich bei Erkältung, Grippe, Infektion der Augen (Blätter), Rheuma (Zweige), Husten, Bronchitis, Asthma (Wurzelrinde), Harninkontinenz, Ohrensausen, vorzeitiges Ergrauen, Verstopfung bei älteren Menschen (Früchte), Diabetes,

27(Nummer der Quelle) die Samen der weißen Maulbeere heilen Niere und **Leber und** sind hilfreich bei Diabetes, ungenauer Sicht und Klingeln in den Ohren (Tinnitus), Lungenkrankheiten,

27(Nummer der Quelle) beim Schälen des Holzes übrig bleibende Reste kochen ergibt teerartige Flüssigkeit, hilft bei Knochenfieber, ihr Blatt heilt Fieber der normalen Erkältung und Fieber der **Leber**, die Samen heilen Niere und **Leber,** sind hilfreich bei Diabetes, ungenauer Sicht und Klingeln in den Ohren (Tinnitus), der Stamm kuriert Elefantistis, und Arthritis, beseitigt Fieber der Knochen und Gelenke, sorgt für Biegsamkeit der Sehnen und Gelenke, die Wurzelrinde kuriert Lungenkrankheiten,

48.
Quellen: 1,
Meisterwurz (Peucedanum ostruthium)
Die Wurzel (geerntet im März oder Oktober, gewaschen, getrocknet, zerkleinert, 1 TL je Tasse Tee) wird bei Magenstörungen, Blähungen, Gallenentzündung, **Leberleiden** und Verdauungsbeschwerden verwendet,

49.
Quellen: 1., 12., 18.,
Melisse (Melissa officinalis)
Krampflösend, entspannend, hilft bei körperlichen Beschwerden, deren Ursache nervliche Belastungen sind, hemmt Pilzwachstum, wirkt gegen Viren, angewandt bei Herz-, Magen- und Darmbeschwerden,

Die Blätter werden vor der Blüte geerntet, im Schatten an der Luft getrocknet, 2 TL je Tasse, kochend übergossen, 10 Minuten ziehen lassen, helfen gegen Magenbeschwerden, Krämpfen im Magen und Darmbereich, Frisch verwendet man das Kraut zu Salaten, Saucen und Suppen.

Ist in **Leber-,** Magen- und Gallentees enthalten, Bauchschmerzen: Melisse, Kamille, Pfefferminze, 1:1:1, Kreislaufprobleme: Melisse, Rosmarin, 1:1 oder Melisse, Weißdornblüten, Mistelblätter, Rautenkraut, Baldrianwurzel, 3:3:3:2:2, Magendruck: Melisse, Gänsefingerkraut, Engelwurz, Kamillenblüten, 1:1:1:1,

18(Nummer der Quelle) Tee aus Melisse, Queckenwurzel, Rosmarinblätter, Löwenzahnwurzel, ganze Pflanze Citronelle, zu gleichen Teilen, 5 EL je Liter, kalt ansetzen, kochen 10 Minuten ziehen lassen, abseihen, ungesüßt den bitteren Tee zwischen den Mahlzeiten trinken

20 g Blätter mit 10 ml 70%-Alkohol 10 Tage ziehen lassen, täglich zweimal 15 Tropfen,

50.
Quellen: 1., 9., 11., 12.,
Odermennig (Agrimonia eupatoria)
Entzündungshemmend, **leberstärkend**, entzieht schädlichen Bakterien die Nahrungsgrundlagen im Darm, gallensaftanregend, bei Magenerkrankungen, Verdauungsbeschwerden, Gallenleiden,

Das blühende Kraut wird innerlich als Tee (Aufguss) gegen Magen-, Darmbeschwerden, gegen Gallenstauung, Blasen- und Nierenleiden eingesetzt. Es besitzt keine Nebenwirkungen. Äußerlich angewandt hilft es bei Haut- und Rachenentzündungen (letzteres: Gurgeln) verwendet. Mischen kann man den Tee mit Wermut und Bitterklee.

51. – siehe Nr.: 10.
Olive (Olea europaea)

Die Frucht (Olive) entgiftet, unterstützt **Leber**, wirkt bei Gicht und Diabetes

52.
Quellen: 5., 12., 32.,
Pfefferminze (Mentha x piperita)
Wirkt leicht betäubend auf Magenschleimhaut, Tee regt **Leber** und Galle an, hilft bei Magenerkrankungen, unterstützt als Tee Verdauung fetter Stoffe, desinfizierend, verhindert Blähungen, hat leicht anästhesierende Eigenschaft,

beachte: ungesüßt trinken! nicht zur Daueranwendung, längere Anwendung reduziert die Wirkung deutlich, Langzeitanwendung schadet, zu hohe Dosierung hat Giftwirkung,

53.
Quellen: 12.,
Pflaume (Prunus domesrica)
Frische Früchte sind knochenstärkend, entgiftend, abführend, sind Diätspeise bei Nieren- und **Leberleiden**, regen Appetit an,

nicht in zu hohen Mengen – sonst kommt es zur Gärung und Magen-Darm-Krämpfen

54.
Quellen: 1., 3., 12., 24.,
Preiselbeere (Vaccinium vitis-idaea)
Unterstützt **Leber** bei der Ausscheidung von Giftstoffen,

Beeren und Blätter, die Blätter dienen der Behandlung von Harnwegserkrankungen, Blasenentzündungen, Blasenerkrankungen, Diabetes und Durchfall, lindert Gicht- und Rheumaprobleme,
2 TL der getrockneter Blätter (gesammelt nach der Fruchtreife) je Tasse, drei Tassen des Aufgusses täglich warm und ungesüßt trinken gegen alle Blasenerkrankungen,

beachte: die Preiselbeere ist nierensteinbildend, sofern eine solche Veranlagung vorliegt,

55.
Quellen: 1., 9., 12.,
Quecke (Agropyron repens)
Harntreibend, regt Stoffwechsel an, reizlindernd, keimhemmend, gegen Hautpilze, wird als diätisches Heilmittel für Diabetiker angewandt,

Die Wurzel wird im Frühjahr geerntet, getrocknet, zerkleinert. 2 TL je Tasse kalt ansetzen, sieden lassen, sofort abseihen, Tee regt Drüsentätigkeiten an, regeneriert, ist blutreinigend,
bei entzündlichen Erkrankungen der Harnwege, Gallen-, Milz- und **Leberleiden**,

56.
Quellen: 1., 5., 12., 31.,
Rettich (Raphanus sativus) auch als schwarzer Rettich bezeichnet

Fördert Gallenfluss, verhindert Gallensteine, entgiftet,
stoffwechselfördernd, fördert Gallenausscheidung,

Die Wurzel dient als Nahrungsmittel. Bei Magen-, Darmerkrankungen den
Rettich nicht zu sich nehmen. Er wirkt stark blähend. Jedoch ist
ungesalzener Rettich ein gutes Mittel bei **Leber-** und Gallenleiden.

5(Nummer der Quelle) Rettich entsaften und täglich vor Frühstück, Mittag
und Abendbrot ein Glas Rettichsaft trinken,
31(Nummer der Quelle) 1 schwarzer Rettich, 1 Birne, 5 Scheiben Ingwer,
kleingeschnitten, mit reichlich ¼ Liter Wasser überbrühen, ziehen lassen
und mit einem Mal trinken hilft gegen Verschleimung

57.
Quellen: 12.,
Roggen (Secale cereale)
Regt Verdauung und Darm an, erhöht Stuhlmenge, beschleunigt
Darmpassage (und reduziert damit die Aufnahmefähigkeit der
Inhaltsstoffe), hoher Ballaststoffgehalt,

Roggenwasser wird als **leberstärkend** angesehen,

58.
Quellen: 1,
Sauerdorn (Berberis vulgaris)
Die Früchte, Blätter und Wurzelrinde werden verwendet.

Das enthaltene Berberin ist in größeren Mengen giftig. In den Blättern und
der Wurzelrinde ist der Anteil an Berberin deutlich höher als in der Frucht.
Aus den Blättern (gesammelt im Juni) wird ein Tee zubereitet. 1 TL auf
einen Liter Wasser. Für die Wurzelrinde gilt Gleiches (nur das Sammeln
erfolgt im November).

Der Tee hilft gegen Magenkrankheiten, **Leberstauung**, mangelnde
Gallensaftbildung und Nierenleiden. Nur sehr kurze Zeit den Tee trinken.
Die Früchte enthalten viele Vitamine, Fruchtsäuren und viel Zucker. Die
Marmelade bzw. der Saft ist auch für Kinder ungefährlich. Bei Diabetes den
Zuckeranteil der Frucht beachten.

59.
Quellen: 1., 5., 9., 12., 17.,
Schöllkraut (Chelidonium majus)
Galletreibend, schmerzlindernd, abführend, zellteilungshemmend,
harmonisiert **Leber**-Galle-Stoffwechsel (insbesondere bei Cholerikern),

Das blühende Kraut und die Wurzel werden verwendet. Man soll schon
beim Sammeln Handschuhe tragen. Die Pflanze ist giftig. Das Schöllkraut
wird gemischt mit Rosmarin, Waldmeister, Faulbaumrinde zu gleichen
Teilen verwendet als Tee bei Gallen-, Leberbeschwerden, zur Anregung der
Herztätigkeit, zur Senkung des Blutzuckerspiegels. Nicht häufig trinken.
Der Tee **erhöht auch den Blutdruck und sollte bei Bluthochdruck**
keinesfalls genutzt werden.

5(Nummer der Quelle) Schöllkrauttee wirkt krampflösend bei Entzündungen der Gallenblase und Gallenwege (1 TL Kraut je Tasse überbrühen, 10 Minuten ziehen lassen, 3 Tassen ungesüßt täglich)

17(Nummer der Quelle) gegen **Leberentzündung, Leberzirrhose,**

Dreierlei Tropfen (Galle-Tropfen) aktivieren den Gallefluss (besteht aus Pfefferminz-, Schöllkraut- und Pomeranzentinktur),

60.
Quellen: 30.,
Schwertlilie (Iris germanica)
Der Wurzelstock getrocknet wird auch als Tee verwendet. Er wird kalt aufgesetzt (1 TL je Tasse). Über Nacht weicht und zieht er kalt. Morgens wird er leicht erwärmt getrunken. Er regt die Bauchspeicheldrüse an, wird bei Magenverstimmung, Darmbeschwerden, Druck in der **Leber** und im Gallenbereich getrunken.

61.
Quellen: 1., 30.,
Seifenkraut (Saponiaria officinalis)

Verwendet werden das Kraut und die Wurzel.
Das Kraut setzt man als Tee gegen trockenen Husten ein.
Die getrocknete Wurzel (als Ganzes) lässt man zerkleinert für 5-6 Stunden in kaltem Wasser ziehen. Dann wird das Aufgesetzte gekocht und ausgepresst. Dieser Tee regt die Drüsen im Körper an. Er wird verwendet bei Unterfunktion der Bauchspeicheldrüse. Vor allem bei Zuckerkranken zeigt dieser Tee Heilungserfolge. Auch **Leber**, Galle, Magen und Darm werden angeregt. Dieser Tee ist auch als Fußbad ausgezeichnet gegen Fußpilz.

62.
Quellen: 1., 5., 12., 27., 30.,
Spargel (Asparagus officinalis)
Harntreibend, blutreinigend, entwässernd, kann Nierensteine ausschwemmen,
gegen Blasen-, Nierenerkrankungen, Herzbeschwerden, Diabetes,

1(Nummer der Quelle) die **Wurzel** wirkt deutlich stärker als die bekannten als Gemüse zu Verzehr genutzten Sprossen. Tee aus der getrockneten Wurzel (2 TL je Tasse mit heißem Wasser überbrüht) regeneriert er die **Leber**, regt die Gallensaftproduktion stark an.

5(Nummer der Quelle) Spargelkur ist nierenfreundlich (4 Wochen jeden zweiten Tag 500 g Spargel essen – ohne Butter zubereitet,

27(Nummer der Quelle) Spargel verhilft zu körperlicher Stärke, heilt Erkrankungen der Lymphe, verhindert Ausfließen wichtige Stoffe mit dem Urin,

30(Nummer der Quelle) wird als Diätgemüse bei Diabetes empfohlen, kann auch mit reichlich Fett und Semmelbrösel verzehrt werden

63.

Quellen: 1., 12.,
Süßholz (Glycyrrhiza glabra)
Entzündungs- und keimhemmend, antiallergisch, schmerzstillend,

Die Wurzel von Süßholz wird nicht nur für Lakritze verwendet. Sie dient als Heiltee auch zur Blutreinigung, zur Anregung des Stoffwechsels, als harntreibender Tee, verdauungsfördernd, als unterstützendes Mittel gegen Geschwüre des Magens und Zwölffingerdarms, wirksam bei Magenschleimhautentzündungen.

12 (Nummer der Quelle) erfolgreich bei der Behandlung **chronischer Leberentzündungen**, wirksam bei Hepatitis C,

Nicht bei Bluthochdruck, Leber- und Nierenerkrankungen und nicht in der Schwangerschaft; längere Einnahme erhöht den Natriumspiegel und senkt den Kaliumspiegel im Blut,

64.
Quellen: 1., 5., 9., 12.,
Tausendgüldenkraut (Centaurium minus)
Verdauungsfördernd, regt Bildung von Gallen- und Magensaft an, wirkt positiv auf Kreislauf, bei **Leber-** und Gallenleiden, Magenkrämpfen, unterstützend bei Diabetes, stärkt Bauchspeicheldrüse, unterstützend bei niedrigem Blutdruck, appetitanregend, verdauungsfördernd,

Das Kraut (gesammelt ohne Wurzel zur Blütezeit) wirkt als Bitterdroge anregend auf die Tätigkeit der Drüsen. Magensaftproduktion wird ebenso wie Speichelfluss erhöht. Der Tee wird kalt angesetzt, zieht kalt 5-6 Stunden und wird nicht erhitzt, sondern zimmerwarm getrunken. Er regt den Magen an, ist ein Mittel gegen Magersucht, wird auch gegen Fettsucht angewendet, regelt die Verdauung, wirkt gegen Magenkatarrh.

Nicht bei Magen-Darm-Geschwüren,

65.
Quellen: 1.,
Teufelsabbiß (Succisa pratensis)
Das Kraut der Moorpflanze wird in der Blütezeit gesammelt. 2 TL je Tasse kalt angesetzt, aufgekocht, abgeseiht wird gegen Magen- und Darmerkrankungen, als Mittel zur Anregung der **Leber-** und Gallentätigkeit verwendet. Er hilft auch gegen Darmwürmer.

66.
Quellen: 1., 5., 9., 12.,
Walderdbeere (Fragaria vesca)

Die Früchte, Blätter und Wurzel werden verwendet.
Die Früchte regen die **Leber** und Galle an, haben einen hohen Anteil an Vitamin C.
Die Blätter wirken umso mehr je später sie im Jahr gesammelt werden. Gleiches gilt für die Wurzel.

Getrocknet (2 TL Blätter und oder Wurzel je Tasse kalt angesetzt, aufgekocht, helfen u.a. bei Magen- und Darmstörungen, sind blutreinigend, helfen bei nervösen Beschwerden, helfen aus „dicken Beinen" Wasser auszuscheiden.

Früchte verbessern die Funktion von **Leber** und Galle,

67.
Quellen: 1,
Waldmeister (Galium odoratum)
Blätter werden vor der Blütezeit verwandt zur Teeherstellung (2 TL je Tasse aufbrühen, abkühlen. Er wirkt blutreinigend, harntreibend, beruhigend, wirkt bei Harngrieß und Nierensteinen, entgiftet die **Leber**, stärkt das Herz, wird als Schlaftrunk verwendet, stärkt Nieren und Blase

In der deutschen Lebensmittelverordnung ist der Zusatz von Cumarin, einem Wirk-Bestandteil von Waldmeister auf 2 mg je Kilogramm beschränkt. Das entspricht etwa drei Gramm frischem Waldmeisterkraut, den man als Obergrenze für ein Liter Tee annehmen kann.

68.
Quellen: 1., 9.,
Wegwarte (Cichorium intybus)
Verdauungsfördernd, harntreibend,

Das Kraut (geerntet während der Blütezeit) und die Wurzel (geerntet vor der Blütezeit) werden verwendet. Der mit Wasser gut verdünnte Saft frischer Wurzeln ist schweißtreibend und harnfördernd und hilft bei Beschwerden im Magen- Darmbereich.
Der Tee aus blühendem Kraut hilft bei Magen- und Darmbeschwerden, inneren Entzündungen, **Leberschwellung**. Analog wirkt die Wurzel (langsam getrocknet, 20 g je Tasse). Sie reinigt Magen, Darm, regt **Leber** und Galle an und hilft bei Milzbeschwerden.

Bekannt ist die Pflanze als Kaffee-Ersatz „Zichorienkaffee".

69.
Quellen: 9., 12.,
Weißkohl (Brassica leracea) Kohlkopf
magenschleimhausschützend

Weißkraut wird in der Küche verwandt. Innerlich bei Magenleiden, Magenschleimhautentzündung, Magen- und Zwölffingerdarmgeschwüren, Entzündungen in Dünn- und Dickdarm sowie bei Schilddrüsenstörungen. Vitamin U (Anti-Ulkus-Faktor) hat wissenschaftlich nachgewiesene krebshemmende Eigenschaften. Daneben enthält Weißkohl, wie alle Kohlarten Indol-3-Carbinol. Indol-3-Carbinol gilt ebenfalls als krebshemmend und wirkt als Antioxidans. **Broccoli** enthält besonders viel Indol-3-Carbinol. Dies greift in den Östrogenstoffwechsel ein. Ist auch wirksam bei Brustkrebs, Gebärmutterhalskrebs, bei Frauen auch gegen Lungenkrebs, allgemein bei Dickdarmkrebs und bei Männern bei Prostatakrebs.

Sauerkraut ist ein sehr gutes Heilmittel, wirkt entgiftend, antibakteriell, stärkt Abwehrkräfte,
ist bei **Leber-** und Magenbeschwerden hilfreich,

70.
Quellen: 1., 5., 9., 12., 17.,
Wermut (Artemisia absinthium)
Magensaftbildend, stärkt Galle, hilft der **Leber**, gegen zu niedrigen
Blutdruck, steigert Abwehrkräfte, regt Magensaftbildung an,

Das Kraut (während der Blütezeit geerntet) hilft bei Gallensteinen,
Blähungen, Völlegefühl, ungenügendem Gallenfluss, Nierengrieß, steigert
die Durchblutung, begünstigt den Stoffwechsel und wird bei Fettsucht und
Stoffwechselstörungen verwandt (1 TL je Tasse aufbrühen und 10 Minuten
ziehen lassen). Dreimal eine Tasse täglich den bitteren Tee trinken (nicht
gesüßt).

Als Mischung bei Tees werden Pfefferminze, Tausendgüldenkraut und
Melissenblätter empfohlen.

Nicht bei Magen- Darmgeschwüren anwenden.

71.
Quellen: 1., 9., 12., 30.,
Zwiebel (Allium cepa)
Zuckersenkend, antibiotisch, entzündungshemmend, senkt Blutfettwerte,
harntreibend,

frische Zwiebel auf Brot senkt Zuckerspiegel; Zwiebel roh, geraten oder
gekocht wirken gegen Darminfektionen, sind wasser- und harntreibend;
regelt Tätigkeit von Magen, Darm, **Leber**, Galle, Bauchspeicheldrüse an,
Herzschutzmittel, senkt Cholesterinspiegel, wirkt gegen
Arterienverkalkung, Zwiebel ist eine der zinkreichsten Gemüse, Zink
aktiviert Enzyme der Bauchspeicheldrüse, der Netzhaut des Auges,

2.2. Nieren

Die fett – schwarz gekennzeichneten Kräuter (**Nummer 72 bis 117**) werden bei den Erkrankungen der **Nieren**, die ggf. in Folge des zu hohen Blutdrucks bzw. als Begleiterscheinungen auftreten, empfohlen.

72. siehe Nr.: 17.
Quellen: 5., 12.,
Ackerschachtelhalm (Equisetum arvense), auch Zinnkraut genannt, als Tee, stärkt Bindegewebe, Stoffwechsel anregend, Bad regt Durchblutung an,

Wirkungen: innerlich: bei Blasenentzündungen, Blasenschwäche, **Nierengrieß**, Rheuma, Wassereinlagerungen, zur Blutreinigung, bei schlecht heilenden Wunden, bei Beschwerden im Beckenbodenbereich, bei Entzündung der Vorsteherdrüse, bei Inkontinenz, Harnröhrenentzündung, Entzündung der Harnblase, äußerlich bei Rheuma zur Stärkung des Bindegewebes

73. siehe Nr.: 19.
Quellen: 1., 5., 12.,
Artischocke (Cynara scolymus)
Artischockenboden
Antiseptisch, blutfettsenkend, regen Leber und **Nieren** an, wirken entgiftend, regenerieren die Verdauungsorgane, wirken gegen Gallenstörungen, senken Cholesterinspiegel, entgiftet Leberzellen, stimuliert Gallenabsonderungen, hemmt Gallensteinbildung, baut Blutfette ab,

74. siehe Nr.: 22.
Quellen: 1., 3., 12.,
Bockshornklee (Trigonella)

Gegen rheumatische Schmerzen, Stärkungsmittel, unterstützt **Leber**, sehr gut zur Verbesserung der Gehirntätigkeit (wenn Vergesslichkeit, Gereiztheit, Konzentrationsschwäche, Schlafstörungen, Kopfschmerzen und Verstopfungen vorliegen)

in der chinesischen Medizin bei Beschwerden, die mit Nieren zusammenhängen (Rückenschmerzen), vorzeitigem Samenerguss, schwachem Geschlechtstrieb, in der Medizin schon 1500 v.d.Z. bekannt, 1(Nummer der Quelle) Samen innerlich genommen wird bei Zuckerkrankheit verwendet

3(Nummer der Quelle) Küche – Samensprossen für Salate, stärkt Leber, **Nieren,** Fortpflanzungsorgane,

75.
Quellen: 1., 8., 9., 11., 12.,
Bohnenhülse (Phaseolus vulgaris)
zuckersenkend, wassertreibend, harntreibend

verwendeter Bestandteil: Bohnenhülse der Gartenbohne, trocknen, nach Trocknen nur innen weiß- glänzende Teile verwenden,

Wirkungen: gegen Harnsteine, Harngrieß, Katarrh der Harnwege, Zuckerkrankheit, Rheuma, Gicht, Hautunreinheiten, Bestandteil von Blutreinigungstees,

Verwendung: Bohnenschalentee, Gemüse, heißes Bohnenmehl (Stangenbohnen), äußerlich gegen Rheuma und Gicht, Bohnenschalen sind Bestandteil von Teemischungen,

1(Nummer der Quelle) 1 TL je Tasse, kalt aufgesetzte Bohnenschale, aufgekocht, kurz ziehen lassen, wirkt bei allen **Nieren-** und Blasenbeschwerden, wirkt gegen Steine, wird bei Zuckerkrankheit zur Verbesserung der Situation verwendet,

27(Nummer der Quelle) **Puffbohne/Saubohne** – kurieren Schleim-Wind-Krankheiten, treiben Sputum heraus, zerstören Steine, die durch Erkrankungen des Spermas entstehen, kurieren Hämorrhoiden, mehren Blut und Galle, unterstützen Wachstum der Zähne

beachte: die kurze Zeit des Andünstens von grünen Bohnen zerstört die Giftstoffe der grünen Bohne nicht. Diese Speise sollte besonders bei geschädigten Funktionseinheiten des Ernährungssystems gemieden werden.

76.
Quellen: 32.,
Bärentraube (Arctostapylos Uvae ursi)
Desinfizierende Wirkung auf den Harn (sofern er alkalisch ist), falls nicht, dann reicht man die Wirkung mit gleichzeitiger Gabe von Natron, verwendet bei **Nierenbecken-Entzündung**, Katarrh der Blase und **Niere,**

77. siehe Nr.: 26.
Quellen: 1., 12.,
Eiche (Querus robur) Eichenbaum
Virenhemmend, entzündungswidrig, zusammenziehend

Eichenrindentee – Rinde junger Zweige, **keine Borke,**
gegen Magen-, Darmentzündungen, **Nieren- Nierenbeckenentzündung,**
Leberschwellungen,

beachte: nicht bei viraler Hepatitis anwenden, Eichenrinde wird bei einigen Autoren wegen der zu starken Wirkung der Borke für innerliche Anwendung nicht empfohlen,

78.
Quellen: 12.,
Ehrenpreis (Veronica officinalis)
Blutreinigend, schweißtreibend, harntreibend, stoffwechselfördernd,

gegen Entzündungen im Bereich der Blase und **Nieren,**

79.
Quellen: 1., 12., 30.,
Frauenmantel (Alchemilla vulgaris),
harntreibend, adstringierend, blutstillend,

30(Nummer der Quelle) **Zuckerkranke** sollen oft Frauenmanteltee trinken,

verwendet wird das Kraut ohne Wurzel, gesammelt Mai/Juni,
1 EL getrocknetes Kraut auf eine Tasse Wasser, aufkochen, 10 Minuten ziehen lassen,
regt Nieren an, desinfizierend,
gegen Erkältungen im Magen, steigert die **Drüsentätigkeit** insgesamt, bei Funktionsstörungen der **Nieren**, Blähungen

80. siehe Nr.: 30.
Quellen: 1., 9., 12.,
Gänseblümchen (Bellis perennis)
Harntreibend, stoffwechselanregend, reizmildernd,

wirkt als Tee aus getrockneten Blüten gegen Blasen-, **Leber**-, Nieren- und Gallenleiden, Darmentzündungen, **Stoffwechselstörungen**, Fettleibigkeit, Herzerkrankungen,

9(Nummer der Quelle) im Frühjahr frisch wirksam in bzw. als Wildsalat
81.
Quellen: 9., 12.,
Goldrute (Solidago virgaurea)
Antibiotisch, harntreibend, entzündungshemmend, abwehrstärkend, gegen Entzündungen der **Nieren** und Blase, der Harnwege, hilft bei **Nierengrieß,** regt Stoffwechsel an, bei chronischer Reizblase, bei Harnsteinen,

Tee vom Kraut, 1 EL je Tasse überbrühen, abseihen,

nicht bei chronischen Nierenerkrankungen

82.
Quellen: 12., 30.,
Gurke (Cucumis sativus)
Frische Gurke wirkt **zuckersenkend,** stuhlregulierend, harntreibend, wirksam bei Gicht, **Nieren**- und Blasensteinen, Gurken enthalten insulinähnliche Stoffe,

geeignet für Diät und Frühjahrskur,

30(Nummer der Quelle) der Saft frischer Gurken ist zuckersenkend

83.
Quellen: 9., 12.,
Hauhechel (Ononis spinosa)
Galletreibend, blutreinigend, verdauungsfördernd, stark harntreibend, blutreinigend,

Vorbeugend gegen Harnsteine und Harngrieß, gegen Blasenentzündung, **Nierenbeckenentzündung**,

Der Tee sollte nur wenige Tage getrunken werden, weil der Körper recht bald nicht mehr auf die Inhaltsstoffe reagiert,

84. siehe Nr.: 34.
Quellen: 1., 12.,
Heckenrose (Rosa canina)
Desinfizierend, stärkt Abwehrkräfte, stärkt Blutgefäße,
Hagebuttenfrüchte enthalten viel Vitamin C, aber auch A, B, K, und P.

Tee aus zermahlenen Kernen, 2 TL je Tasse wirkt bei Nierenleiden, stärkt Blutgefäße
Tee aus der Hagebutte hilft bei kleinen Steinen und Gries in Niere und Blase, 14 Tage lang täglich 3-4 Tassen trinken,

85. siehe Nr.: 35.
Quellen: 1,
Heidekraut (Culluna vulgaris)
Erheblich harntreibend, fördert Tätigkeit des Herzmuskels, erweitert die **Nierengefäße**, entzündungswidrig, desinfizierend,

gegen Entzündungen der **Nieren** und Blase, Beschwerden der Milz, Leber, bei Magenkrämpfen und zur Blutreinigung, besonders bei Erkrankungen in Folge falscher Ernährung mit zu vielem tierischem Eiweiß und zu vielen Fettsäuren, Tee ist scharf im Geschmack

Keine Nebenwirkungen,

86. siehe Nr.: 36.
Quellen: 1., 4., 9., 11., 12., 13., 17., 24., 30., 32.,
Heidelbeere (Vaccinium myrtillus), Blaubeere

Als Tee-Bestandteile bei rheumatischen Beschwerden. Sie wirken vorrangig bei Zuckerkrankheit, **Nieren-** und Blasenleiden (auch akuten Entzündungen, bei Blasenschwäche im Alter).

87.
Quellen: 12., 30., 32.,
Holunder (Sambucus nigra)
Schweißtreibend, harntreibend, abführend, steigert Abwehrkräfte, Blütentee soll gegen unangenehmen Körpergeruch helfen, stärkt Abwehrkräfte, gegen Migräne,

Blüten: sekretionsfördernd, schweißtreibend, auswurffördernd,

Früchte (gekocht): abführend, wegen Vitaminen stark helfend bei Erkältungskrankheiten,

Blätter: harntreibend, jedoch leicht giftig, (Empfehlung: nicht anwenden),

Rinde: harntreibend, abführend, Brechreiz auslösend, (Empfehlung: nicht anwenden),

Verwendung: Tee (Holunderblüten), junge Blätter im Frühjahr als Salat, Saft aus gekochten Früchten, Hollerküchlein, Blätter und Schossen verwendet man gegen Diabetes,
keine Nebenwirkungen, jedoch bei den Früchten nur die ausgereiften schwarzen Beeren verwenden, grüne Beeren sind giftig, nur verwenden, wenn beim Zerdrücken roter Saft austritt!

Beeren nur im gekochten Zustand essen! Nie Kerne mit in die Speise kommen lassen.

Als Holunderblütentee (gut zu kombinieren mit Lindenblüten)

5(Nummer der Quelle) wie 5. Brennnesseltee, aber nur ungesüßt mäßig warm trinken

8(Nummer der Quelle) ein Löffel Saft auf ein Glas Wasser, harntreibend und gesund für **Nieren**

13(Nummer der Quelle) Holunderbeersuppe: 1 l Holunderbeersaft, 1 Apfel - reiben, 1 EL Zucker, 2 EL Speisestärke, Mandel- oder Puddingpulver, 1 Glas Wasser, Zitronensaft, Zimt: Apfel mit Zucker in Holundersaft kochen, andicken und abschmecken

13(Nummer der Quelle) Holunderbeermüsli, Haferflocken (4-5 EL) einige Stunden einweichen, 250 g Saft der Holunderbeeren mit 1 EL Honig und 1 EL Zitronensaft kochen, alles zusammenmengen und mit 2-3 EL Sahne

21(Nummer der Quelle) Mus aus Beeren ist Wunderheilmittel, das Schweiß und Gift aus dem Leib treibt,

24(Nummer der Quelle) Holunderbeeren nur gekocht und ohne Steine essen

88.
Quellen: 1., 11., 30., 32.,
Kalmus (Acorus calamus)
Beruhigend, antibiotisch, fördert Magensaftbildung, magenstärkend, wird bei **Steinleiden** angewandt, regt Drüsentätigkeit an,
die Wurzel wird verwandt,

in der Medizin: innerlich bei Verdauungsbeschwerden (es hilft bei der Verdauung von Milchprodukten), Bronchitis, Nebenhöhlenentzündung, hilft bei Getreideunverträglichkeit bei Kindern, heilt Erkrankung der Bauchspeicheldrüse, hilft der Verdauung bei fehlendem Gallensaft, hilft bei Magengeschwüren,

äußerlich bei Rheuma, Hautausschlägen, bei Zuckererkrankung als Badezusatz

30(Nummer der Quelle) 1 TL Kalmuswurzel je Tasse kaltes Wasser, über Nacht stehen lassen, morgens leicht anwärmen und vor und nach jeder Mahlzeit einen Schluck **Tee** trinken, also 6 Schluck bei Diabetes

verwendet: **Kalmuswurzel,**

bei Langzeitanwendung möglicherweise toxisch/krebserregend, bei normaler Dosierung ohne Nebenwirkungen,

89. siehe Nr.: 38.
Quellen: 1., 12.,

Kerbel (Anthriscus cerefolium)
Harntreibend, appetit- und stoffwechselanregend, bei **Nieren-** und Leberbeschwerden,

Blühendes Kraut getrocknet als Tee, 2 TL je Tasse Wasser, gegen Nieren- und Blasensteine, zur Blutreinigung,

90. siehe Nr.: 39.
Quellen: 12., 13.,
Kirsche (Prunes avium) Süßkirsche
Kirschen (süße und saure) unterstützen **Nierenfunktion**, sind darmregulierend, blutreinigend,
Fruchtstängel der Kirschen als Tee wirken harntreibend und schleimlösend,

Süßkirsche wirkt günstig für **Nieren** und Leber, blutbildend, fiebersenkend,

Sauerkirsche ist ausgezeichnete Diätspeise, wirkt fiebersenkend und fördert die Aufnahme von Heilmitteln,

91. siehe Nr.: 31.
Quellen: 1., 3., 16.,
Große Klette (Arctium lappa)
Entzündungshemmend, beseitigt bakterielle Infektionen, Samenextrakte der Klette senken Blutzuckerspiegel, blutreinigend,

in der Küche verwandt wie Stangensellerie (Stiele junger Blätter, Wurzeln roh zu Salat, Wurzel gekocht wie Möhre,

in Medizin bei Hautkrankheiten, Entzündungen, chronischen Vergiftungen, Rheuma, Gicht, Furunkel,

verwendet werden frische Blätter, Wurzeln (getrocknet), Früchte, wirkt harntreibend, als Tee oder Tinktur gegen Rheuma, als Umschlag zusammen mit Olivenöl gegen Furunkel,

1 (Nummer der Quelle) Tee aus Klettenwurzel, 2 TL je Tasse bei Leber- und Gallenbeschwerden, gegen **Nieren-** und Blasensteine

92. siehe Nr.: 40.
Quellen: 1,
Kornblume (Centaurea cyanus)
Blüten in Blasen- und Nierentees, harntreibend, wohltuend bei Galle-, Leber-, Blasen- und **Nierenbeschwerden**

93.
Quellen: 1,
Krapp (Rubia tinctorum) auch Färberwurzel, Färberröte genannt
Wurzeltee verhindert Bildung von **Nieren-** und Blasensteinen, wirkt gegen bestehende Steine,

94.
Quellen: 1,

Labkräuter (Galium aparine)
Kraut wirkt gegen **Nierenleiden**, Nierengrieß, Nierensteinen, Absud aus gesamten zur Blütezeit gesammelten Pflanze ohne Wurzeln, 1 EL je Tasse, gegen Leberleiden,

95.
Quellen: 1,
Lampionblume (Physalis alkekengi) auch Judenkirsche, Blasenkirsche genannt
Früchte gegen **Nieren-** und Blasenleiden (getrocknet), heilt Schäden, die durch Steine entstanden sind, beim Verlassen der Harnröhre und Blase, 10 Beeren je Tasse Tee,

96. siehe Nr.: 43.
Quellen: 1,
Leberblümchen (Hepatica nobilis)
Getrocknetes Kraut mit Blüten (frisch ist das Kraut giftig, nie frisch!) 2 TL je Tasse sechs Stunden stehen lassen, den kalten Ansatz nur leicht erwärmen, zwei Tassen je Tag, gegen Leberstauungen, Gallebeschwerden, Gallensteine, Gallengrieß, Milz- und **Nierenbeschwerden**, milzöffnend,

97.
Quellen: 1., 32.,
Linde (Tilia platyphyllos) Sommerlinde, Winterlinde (Tilia cordata) sind gleichwirkend,
Lindenblüten regen Stoffwechsel an, regen Schweißdrüsen an, sind harntreibend, angewandt bei **Nieren-** und Blasenleiden,
Rinde, im Winter geerntet wird getrocknet und als Tee aufgekocht steigert die Produktion von Gallenflüssigkeit

98. siehe Nr.: 8.
Quellen: 12., 30., 31.,
Mais (Zea Mays)
Maisbart (die aus der Blüte heraushängenden Haare)
Harntreibend, Abmagerungs- und Entfettungsmittel, kräftigt, antiseptisch, regt Blutbildung und Immunsystem an, hilft bei Magenleiden, hohem Cholesterinspiegel,

30(Nummer der Quelle) gegen Steinbildung der Harnorgane, **Nierenentzündungen**, Blasenkatharr, Gicht und Rheuma,
31(Nummer der Quelle) 60 g Maisbart in 3/4 l Wasser kochen, 10 min ziehen lassen, im Laufe des Tages trinken – mindestens 4 wöchige Kur senkt Blutdruck,

99.
Quellen: 1,
Mannstreu (Erynigium campestre)
Wurzeltee wirkt gegen Magenbeschwerden, Gelbsucht, löst Blasen- und **Nierensteine**

100. siehe Nr.: 47.
Quellen: 3., 27.,

weiße Maulbeere (Morus alba)
schweißbildend, antibakteriell, antirheumatisch (Zweige), kühlend (Blätter), schleimlösend, harntreibend (Wurzelrinde), kräftigend für Nieren (Früchte),

in der Medizin innerlich bei Erkältung, Grippe, Infektion der Augen (Blätter), Rheuma (Zweige), Husten, Bronchitis, Asthma (Wurzelrinde), Harninkontinenz, Ohrensausen, vorzeitiges Ergrauen, Verstopfung bei älteren Menschen (Früchte), Diabetes,

27(Nummer der Quelle) die Samen der weißen Maulbeere **heilen Niere** und Leber. Sie sind hilfreich bei Diabetes, ungenauer Sicht und Klingeln in den Ohren (Tinnitus), Lungenkrankheiten,

101.
Quellen: 1., 12.,
Meerrettich (Armoracia rusticana)
Antibiotisch, stärkt Abwehrkräfte, aktiviert Stoffwechsel, schwemmt Harnsäure aus, reinigt und entwässert den Körper, regt Drüsentätigkeit im Magen- und Darmkanal an,

Wurzel als Gemüse bei Diabetes, dient der **Niere**, Blase, dem Magen und Darm
(beispielsweise Meerrettich mit geriebenem Apfel oder Saft eines Apfels und einer Rote-Beete-Rübe vermischt mit Meerrettich frisch – eine Woche lang täglich eine ¼ Tasse trinken),

102. siehe Nr.: 11.
Quellen: 12.,
Reis (Oryza sativa)
Gegen Bluthochdruck, **Nierenleiden,** Diabetes, regt **Nierenfunktion** an, entwässert, fördert Sehkraft,

103.
Quellen: 12.,
Orthosiphon (Orthosiphon aristatus)
Harntreibend, krampflösend, fördert Ausscheidung von Kochsalz, hilft bei Blasen- und **Nierenentzündung,**

104.
Quellen: 9.,
Pastinak (Pastinaca sativa) Pastinaken sind als wilde Möhre bekannt
Harntreibend, gegen Blähungen, gegen **Nieren-** und Blasenleiden,

Bei Harnwegsbeschwerden, Verdauungsproblemen verwendet als Gemüse (die Wurzel), Suppeneinlage, Salat-Bestandteil. Die Früchte der Dolden werden getrocknet und als Tee verwandt.

105.
Quellen: 12.,
Petersilie (Petroselinum crispum)
Blutbildend, keimtötend, regt Verdauung an, regt **Nierentätigkeit** an, harntreibend,

Blätter werden in der Küche verwendet, Wurzeln gelten als Heilpflanze,

106. siehe Nr.: 53.
Quellen: 12.,
Pflaume (Prunus domesrica)
Frische Früchte sind knochenstärkend, entgiftend, abführend, sind
Diätspeise bei **Nieren-** und Leberleiden, regen Appetit an,

107.
Quellen: 1., 9., 11., 12., 16.,
Schafgarbe (Achillea millefolium)
Entzündungshemmend, regt Produktion von Magensaft und den
Stoffwechsel an, blutstillend, bei Gallenleiden, Magen- und
Darmbeschwerden, galle-, harn- und blähungstreibend,
blutgerinnungsfördernd, angewandt bei Steinleiden,

Das Kraut und die Blüten (am ehesten Juni bis September gesammelt,
getrocknet) ergeben einen Tee (2 TL je Tasse, heiß übergossen), der
Nieren anregt, Blutungen im Darm, Magen, Lunge, Blase, Gebärmutter,
Harnleiter und **Nieren** stillt. In doppelter Konzentration hergestellt und ins
Badewasser getan erfüllt der Badezusatz die gleiche Funktion. Beides
zusammen anwenden ist optimal.

Nebenwirkungen in Form von juckenden Hautausschlägen sind als
Ausnahmefall bekannt. Jedoch wird empfohlen nicht in größeren Mengen
oder längere Zeit dieses Kraut anzuwenden

108. siehe Nr.: 58.
Quellen: 1,
Sauerdorn (Berberis vulgaris)
Die Früchte, Blätter und Wurzelrinde werden verwendet.

Das enthaltene Berberin ist in größeren Mengen **giftig**. In den Blättern und
der Wurzelrinde ist der Anteil an Berberin deutlich höher als in der Frucht.
Aus den Blättern (gesammelt im Juni) wird ein Tee zubereitet. 1 TL auf
einen Liter Wasser. Für die Wurzelrinde gilt Gleiches (nur das Sammeln
erfolgt im November).

Der Tee hilft gegen Magenkrankheiten, Leberstauung, mangelnde
Gallensaftbildung und **Nierenleiden**. Nur sehr kurze Zeit den Tee trinken.
Die Früchte enthalten viele Vitamine, Fruchtsäuren und viel Zucker. Die
Marmelade bzw. der Saft ist auch für Kinder ungefährlich. Bei Diabetes den
Zuckeranteil der Frucht beachten.

109.
Quellen: 1., 9., 12.,
Schlehdorn (Prunus spinosa)
Harntreibend, abführend, Früchte wirken zusätzlich zusammenziehend,

Verwendet werden Blüten und Früchte.
Aus den Früchten, geerntet nach den ersten Frösten, wird Marmelade
hergestellt. Diese sind appetitanregend.
Aus getrockneten Blüten (2 TL je Tasse, heiß übergossen) wird Tee
bereitet, der bei Magen- und Darmkrämpfen, **Nieren-** und Blasensteinen,
verzögerter Monatsblutung Abhilfe schafft.

Nebenwirkungen sind nicht bekannt.

110. siehe Nr.: 14.
Quellen: 1., 12., 30.,
Sellerie (Apium graveolens)
zuckersenkend, **blutdrucksenkend** (**Stangensellerie**), ballaststoffreich, vorbeugend gegen **Nieren-** und Gallensteine, blutreinigend, harntreibend, regt Stoffwechsel an,

Sowohl Knollensellerie als auch Stangensellerie wirken harntreibend und werden bei **Nieren-** und Blasensteinen eingesetzt.
Verwendet werden Kraut, Samen und Wurzel. In der Küche gibt es vielfältige Anwendungsbereiche von Sellerie. Frischer Sellerie für eine Diät ist zweckmäßiger als der Verzehr von Medikamenten. Getrocknete Sellerieblätter oder Samen als Tee sind harntreibend.

111. siehe Nr.: 62.
Quellen: 1., 5., 12., 27., 30.,
Spargel (Asparagus officinalis)
Harntreibend, blutreinigend, entwässernd, kann Nierensteine ausschwemmen,
gegen Blasen-, Nierenerkrankungen, Herzbeschwerden, Diabetes,
5(Nummer der Quelle) Spargelkur ist nierenfreundlich (4 Wochen jeden zweiten Tag 500 g Spargel essen – ohne Butter zubereitet,

112.
Quellen: 1,
Steinsame (Lithospermum officinale)
Verwendet werden die Früchte (im Juli und August geerntet) gegen alle Erkrankungen der Blase und Nieren. 1 EL zerstoßener getrockneter Früchte je Tasse wird aufgebrüht. Er hilft bei Blasen und **Nierensteinen**.

113.
Quellen: 1., 12.,
Stiefmütterchen (Viola tricolor)
Blutreinigend, schweißtreibend, schleimlösend,

Verwendet wird das Kraut der Ackerpflanze, nicht der großblütigen Gartenblumen. Stiefmütterchentee hilft u.a. die Tätigkeit der **Nieren** und Blase anzuregen und steigert die Harnausscheidung.

114.
Quellen: 1.,
Vogelknöterich (Polygonum aviculare)
Das Kraut wird in der Blütezeit gesammelt, getrocknet, 2 TL je Tasse kalt aufgesetzt, aufgekocht, abgeseiht wird der Tee unterstützend zur Behandlung von Darmblutungen getrunken. Er wirkt u.a. gegen Darmentzündungen, Blasen- und **Nierenbeschwerden**, Harngrieß und Steinen sowie Hämorrhoiden eingesetzt.

115.
Quellen: 1., 12.,
Wacholder (Junipersus communis)
Harntreibend, blutreinigend, gut für **Nieren** und Blase, desinfizierend, gegen Harnwegsentzündungen und Harnsteine,

Die Früchte/Beeren (1 EL zerdrückte reife Beeren je Tasse heißes Wasser) fördern die Durchblutung der Schleimhäute und Gewebe des Körpers, steigern zudem die Wirkung der Körperdrüsen und sind zudem keimtötend. U.a. regt er die **Nierentätigkeit** an.

12(Nummer der Quelle) einige Quellen warnen vor der Behandlung mit Wacholderbeeren, das ist jedoch nicht zu bestätigen,
116. siehe Nr.: 67.
Quellen: 1,
Waldmeister (Galium odoratum)
Blätter werden vor der Blütezeit verwandt zur Teeherstellung (2 TL je Tasse aufbrühen, abkühlen. Er wirkt blutreinigend, harntreibend, beruhigend, wirkt bei Harngrieß und Nierensteinen, entgiftet die Leber, stärkt das Herz, wird als Schlaftrunk verwendet, stärkt **Nieren** und Blase

117.
Quellen: 1.,
Wasserpfeffer (Polygonum hydropiper)
Das Kraut wird im Juli bis September gesammelt. Ein Kaltwasserauszug (2 Handvoll auf eine Tasse Wasser), davon 1-2 EL je Tag innerlich einnehmen hilft gegen Blasen- und **Nierenleiden**.

2.3. Blase, Harnröhre, Prostata

Die fett – schwarz gekennzeichneten Kräuter (**Nummer 118 bis 164**) werden bei den Erkrankungen der Blase, Harnröhre, Prostata, die ggf. in Folge des zu hohen Blutdrucks bzw. als Begleiterscheinungen auftreten, empfohlen.

118. siehe Nr.: 17.
Quellen: 5., 12.,
Ackerschachtelhalm (Equisetum arvense), auch Zinnkraut genannt,

Wirkungen: innerlich: bei **Blasenentzündungen, Blasenschwäche**, Nierengrieß, Rheuma, Wassereinlagerungen, zur Blutreinigung, bei schlecht heilenden Wunden, bei Beschwerden im Beckenbodenbereich, bei **Entzündung der Vorsteherdrüse**, bei Inkontinenz,

119. siehe Nr.: 75.
Quellen: 1., 8., 9., 11., 12.,
Bohnenhülse (Phaseolus vulgaris)
zuckersenkend, wassertreibend, harntreibend

verwendeter Bestandteil: Bohnenhülse der Gartenbohne, trocknen, nach Trocknen nur innen weiß- glänzende Teile verwenden,

Wirkungen: gegen **Harnsteine, Harngrieß**, Katarrh der Harnwege, Zuckerkrankheit, Rheuma, Gicht, Hautunreinheiten, Bestandteil von Blutreinigungstees,

120. siehe Nr.: 21.
Quellen: 9., 12., 32.,
Birke (Betula pendula)
Harntreibend, stoffwechselanregend, desinfizierend, scheidet Harnsäure aus, gegen Entzündungen der Harnwege, **Blasensteine**,

Birkenblätter, gesammelt April-Mai werden als Tee, besser jedoch für Teemischungen bei Nieren-, **Blasenbeschwerden** und zur Blutreinigung verwendet, sind gegen Entzündungen der Harnwege, fördert Gallen- und Magensaftsekretion, als Teekur (mindestens 2 Monate) können Birkenblätter Nierensteine beseitigen, Mittel bei Unterfunktion von Herz, Niere und **Leber**,
Teemischung: Birken-, Brennnessel-, Efeu- und Malvenblätter, 2:1:1:1, 1 TL je Tasse überbrühen, 10 Minuten ziehen lassen, abseihen, in kleinen Schlucken trinken bei akuten **Blasenentzündungen**

121. siehe Nr.: 76.
Quellen: 32.,
Bärentraube (Arctostapylos Uvae ursi)
Desinfizierende Wirkung auf den Harn (sofern er alkalisch ist), falls nicht, dann reicht man die Wirkung mit gleichzeitiger Gabe von Natron, verwendet bei Nierenbecken-Entzündung, **Katarrh der Blase** und Niere,

122. siehe Nr.: 78.
Quellen: 12.,
Ehrenpreis (Veronica officinalis)
Blutreinigend, schweißtreibend, harntreibend, stoffwechselfördernd,

gegen Entzündungen im Bereich der **Blase** und Nieren,

123. siehe Nr.: 81.
Quellen: 9., 12.,
Goldrute (Solidago virgaurea)
Antibiotisch, harntreibend, entzündungshemmend, abwehrstärkend, gegen
Entzündungen der Nieren und **Blase, der Harnwege**, hilft bei
Nierengrieß, regt Stoffwechsel an,

Tee vom Kraut, 1 EL je Tasse überbrühen, abseihen,

nicht bei chronischen Nierenerkrankungen

124. siehe Nr.: 82.
Quellen: 12., 30.,
Gurke (Cucumis sativus)
Frische Gurke wirkt **zuckersenkend,** stuhlregulierend, harntreibend,
wirksam bei Gicht, **Nieren-** und Blasensteinen, Gurken enthalten
insulinähnliche Stoffe,

125. siehe Nr.: 83.
Quellen: 9., 12.,
Hauhechel (Ononis spinosa)
Galletreibend, blutreinigend, verdauungsfördernd, stark harntreibend,
blutreinigend,

Vorbeugend **gegen Harnsteine und Harngrieß, gegen
Blasenentzündung**, Nierenbeckenentzündung,

Der Tee sollte nur wenige Tage getrunken werden, weil der Körper recht
bald nicht mehr auf die Inhaltsstoffe reagiert,

126. siehe Nr.: 34.
Quellen: 1., 12.,
Heckenrose (Rosa canina)

Tee aus der Hagebutte **hilft bei kleinen Steinen und Gries** in Niere und
Blase, 14 Tage lang täglich 3-4 Tassen trinken,

127. siehe Nr.: 35.
Quellen: 1,
Heidekraut (Culluna vulgaris)
Erheblich harntreibend, fördert Tätigkeit des Herzmuskels, erweitert die
Nierengefäße, entzündungswidrig, desinfizierend,

Blüten, aber auch blühendes Kraut, während der Blütezeit gesammelt
(nicht die verholzten Teile) gegen Entzündungen der Nieren und **Blas**e,
Beschwerden der Milz, Leber, bei Magenkrämpfen und zur Blutreinigung,
besonders bei Erkrankungen in Folge falscher Ernährung mit zu vielem
tierischem Eiweiß und zu vielen Fettsäuren, Tee ist scharf im Geschmack

128. siehe Nr.: 36.
Quellen: 1., 4., 9., 11., 12., 13., 17., 24., 30., 32.,
Heidelbeere (Vaccinium myrtillus), Blaubeere

Früchte frisch oder getrocknet bei Rheuma, Gicht, Lebererkrankungen,

Angewandt (Tee aus Blättern) unterstützend zur ärztlichen Behandlung zum Senken des Blutzuckers, gegen leichte **Blasenentzündungen**, (keinesfalls für längeren Gebrauch geeignet!)

1(Nummer der Quelle) 1 EL getrocknete Blätter gesammelt bevor Früchte reif sind, gegen **Blasen-** und Nierenleiden, Entzündungen im Blasenbereich und Verdauungsapparat, gegen Bettnässen im Alter, Magen-Darmstörungen,

129. siehe Nr.: 37.
Quellen: 1.,
Hirschzunge (Phyllitis scolopendrium)
Getrocknete Farnwedel (am besten zur Zeit der Sporenreife gesammelt und im Schatten getrocknet), bei Erkrankungen der Leber, Milz, Entzündungen im Dickdarmbereich, bei **Blasenleiden**, 5 g auf ½ l Wasser, aufkochen, 10 Minuten ziehen lassen, täglich 2-3 Tassen,

130.
Quellen: 12.,
Johannisbeere (Ribes rubum, Ribes nigrum)
Die Frucht der schwarzen und roten Johannisbeere wirken gegen Arteriosklerose, Darmstörungen, hemmen Bakterienwachstum, regulieren Stuhlgang,

Die Blätter wirken harn- und schweißtreibend, antirheumatisch, reinigend, wirken bei **Blasenkatharr** und Darmentzündungen,

12.(Nummer der Quelle) 150 ml Kefir und 50 ml Johannisbeersaft gemischt wirken gegen Darmentzündung,

131.
Quellen: 9., 12., 20.,
Kamille (Matricaria chamomills)
Entzündungshemmend, desinfizierend, pilz- und bakterientötend, beruhigend,
innerlich bei Magen-Darm-Störungen, schützt stark Magenschleimhaut, hilft bei dem Heilen von Magengeschwüren, gegen Blähungen und Durchfall, hilft bei Magengeschwüren,
Kamillenblüten werden verwendet als Tee auch gemischt mit Pfefferminze, Kümmel und Baldrian,
äußerlich als Sitzbad bei **Blasenleiden,**
Kamillentee (ungesüßt) hilft bei Magenschleimhautentzündungen (Rollkur), Magengeschwüren,

nicht verwenden für Augenwaschungen

Tee: 3 Blüten je Tasse überbrühen, durchsieben,

132. siehe Nr.: 38.
Quellen: 1., 12.,
Kerbel (Anthriscus cerefolium)
Harntreibend, appetit- und stoffwechselanregend, bei Nieren- und Leberbeschwerden,

Blühendes Kraut getrocknet als Tee, 2 TL je Tasse Wasser, gegen Nieren- und **Blasensteine**, zur Blutreinigung,

133. siehe Nr.: 31.
Quellen: 1., 3., 16.,
Große Klette (Arctium lappa)
Entzündungshemmend, beseitigt bakterielle Infektionen, Samenextrakte der Klette senken Blutzuckerspiegel, blutreinigend,

in der Küche verwandt wie Stangensellerie (Stiele junger Blätter, Wurzeln roh zu Salat, Wurzel gekocht wie Möhre,

in Medizin bei Hautkrankheiten, Entzündungen, chronischen Vergiftungen, Rheuma, Gicht, Furunkel,

verwendet werden frische Blätter, Wurzeln (getrocknet), Früchte, wirkt harntreibend, als Tee oder Tinktur gegen Rheuma, als Umschlag zusammen mit Olivenöl gegen Furunkel,

1 (Nummer der Quelle) Tee aus Klettenwurzel, 2 TL je Tasse bei Leber- und Gallenbeschwerden, gegen Nieren- und **Blasensteine**

134. siehe Nr.: 40.
Quellen: 1,
Kornblume (Centaurea cyanus)
Blüten in **Blasen**- und Nierentees, harntreibend, wohltuend bei Galle-, Leber-**, Blasen**- und Nierenbeschwerden

135. siehe Nr.: 93.
Quellen: 1,
Krapp (Rubia tinctorum) auch Färberwurzel, Färberröte genannt
Wurzeltee verhindert Bildung von Nieren- und **Blasensteinen**, wirkt gegen bestehende Steine,

136.
Quellen: 5.,
Kürbis (Cucubita pepo)
Kürbiskerne regelmäßig kauen kräftig **Blasenmuskulatur**, verbessert **Blasenentleerung** und hilft bei **Prostatabeschwerden**, wirken gegen Spul- und Bandwürmer,

137. siehe Nr.: 95.
Quellen: 1,
Lampionblume (Physalis alkekengi) auch Judenkirsche, Blasenkirsche genannt
Früchte gegen Nieren- und **Blasenleiden** (getrocknet), heilt Schäden, die durch Steine entstanden sind, beim Verlassen der Harnröhre und Blase, 10 Beeren je Tasse Tee,
138. siehe Nr.: 44.
Quellen: 1., 12.,
Liebstöckel (Levisticum officinale) auch Maggikraut, Leberstockkraut genannt
Harntreibend, verdauungsfördernd, menstruationsfördernd,

Liebstöckelwurzeln sind Bestandteil von Nieren- und **Blasentees,**

139. siehe Nr.: 97.
Quellen: 1., 32.,
Linde (Tilia platyphyllos) Sommerlinde, Winterlinde (Tilia cordata) sind gleichwirkend,
Lindenblüten regen Stoffwechsel an, regen Schweißdrüsen an, sind harntreibend, angewandt bei Nieren- und **Blasenleiden,**
Rinde, im Winter geerntet wird getrocknet und als Tee aufgekocht steigert die Produktion von Gallenflüssigkeit

140. siehe Nr.: 8.
Quellen: 12., 30., 31.,
Mais (Zea Mays)
Maisbart (die aus der Blüte heraushängenden Haare)
Harntreibend, Abmagerungs- und Entfettungsmittel, kräftigt, antiseptisch, regt Blutbildung und Immunsystem an, hilft bei Magenleiden, hohem Cholesterinspiegel,

30(Nummer der Quelle) gegen **Steinbildung der Harnorgane,**
Nierenentzündungen, **Blasenkatharr**, Gicht und Rheuma,
31(Nummer der Quelle) 60 g Maisbart in 3/4 l Wasser kochen, 10 min ziehen lassen, im Laufe des Tages trinken – mindestens 4 wöchige Kur senkt Blutdruck,

141. siehe Nr.: 99.
Quellen: 1,
Mannstreu (Erynigium campestre)
Wurzeltee wirkt gegen Magenbeschwerden, Gelbsucht, löst **Blasen-** und Nierensteine

142. siehe Nr.: 47.
Quellen: 3., 27.,
weisse Maulbeere (Morus alba)
schweißbildend, antibakteriell, antirheumatisch (Zweige), kühlend (Blätter), schleimlösend, harntreibend (Wurzelrinde), kräftigend für Nieren (Früchte),

Küche Früchte frisch verzehrt oder zu Gelee, Marmelade verarbeitet,

in der Medizin innerlich bei Erkältung, Grippe, Infektion der Augen (Blätter), Rheuma (Zweige), Husten, Bronchitis, Asthma (Wurzelrinde), **Harninkontinenz**, Ohrensausen, vorzeitiges Ergrauen, Verstopfung bei älteren Menschen **(Früchte),** Diabetes,

143. siehe Nr.: 101.
Quellen: 1., 12.,
Meerrettich (Armoracia rusticana)
Antibiotisch, stärkt Abwehrkräfte, aktiviert Stoffwechsel, schwemmt Harnsäure aus, reinigt und entwässert den Körper, regt Drüsentätigkeit im Magen- und Darmkanal an,

Wurzel als Gemüse bei Diabetes, dient der Niere, **Blase**, dem Magen und Darm (beispielsweise Meerrettich mit geriebenem Apfel oder Saft eines Apfels und einer Rote-Beete-Rübe vermischt mit Meerrettich frisch – eine Woche lang täglich eine ¼ Tasse trinken),

144. siehe Nr.: 103.
Quellen: 12.,
Orthosiphon (Orthosiphon aristatus)
Harntreibend, krampflösend, fördert Ausscheidung von Kochsalz, hilft bei **Blasen-** und Nierenentzündung,

145. siehe Nr.: 104.
Quellen: 9.,
Pastinak (Pastinaca sativa) Pastinaken sind als wilde Möhre bekannt
Harntreibend, gegen Blähungen, gegen Nieren- und **Blasenleiden,**

Bei **Harnwegsbeschwerden,** Verdauungsproblemen verwendet als Gemüse (die Wurzel), Suppeneinlage, Salat-Bestandteil. Die Früchte der Dolden werden getrocknet und als Tee verwandt.

146. siehe Nr.: 54.
Quellen: 1., 3., 12., 24.,
Preiselbeere (Vaccinium vitis-idaea)
Unterstützt **Leber** bei der Ausscheidung von Giftstoffen,

Beeren und Blätter, die Blätter dienen der Behandlung von
Harnwegserkrankungen, Blasenentzündungen,
Blasenerkrankungen, Diabetes und Durchfall, lindert Gicht- und Rheumaprobleme,
2 TL der getrockneter Blätter (gesammelt nach der Fruchtreife) je Tasse, drei Tassen des Aufgusses täglich warm und ungesüßt trinken gegen alle Blasenerkrankungen,

beachte: die Preiselbeere ist nierensteinbildend, sofern eine solche Veranlagung vorliegt,

147. siehe Nr.: 55.
Quellen: 1., 9., 12.,
Quecke (Agropyron repens)
Harntreibend, regt Stoffwechsel an, reizlindernd, keimhemmend, gegen Hautpilze, wird als diätisches Heilmittel für Diabetiker angewandt,

Die Wurzel wird im Frühjahr geerntet, getrocknet, zerkleinert. 2 TL je Tasse kalt ansetzen, sieden lassen, sofort abseihen, Tee regt Drüsentätigkeiten an, regeneriert, ist blutreinigend,
bei **entzündlichen Erkrankungen der Harnwege,** Gallen-, Milz- und Leberleiden,

148.
Quellen: 1., 9., 12.,
Sandsegge (Carex arenaria)
Harntreibend, blutreinigend, schweißtreibend, gegen Stoffwechselstörungen,

Die Wurzeln werden im Frühjahr geerntet, gesäubert, an der Luft getrocknet. 2 TL je Tasse, kalt angesetzt, aufkochen, 10 Minuten ziehen lassen, wirkt bei **Blasenleiden**

Beachte: nicht bei akuten Nierenerkrankungen anwenden,

149. siehe Nr.: 107.
Quellen: 1., 9., 11., 12., 16.,
Schafgarbe (Achillea millefolium)
Entzündungshemmend, regt Produktion von Magensaft und den Stoffwechsel an, blutstillend, bei Gallenleiden, Magen- und Darmbeschwerden, galle-, harn- und blähungstreibend, blutgerinnungsfördernd, angewandt bei Steinleiden,

Das Kraut und die Blüten (am ehesten Juni bis September gesammelt, getrocknet) ergeben einen Tee (2 TL je Tasse, heiß übergossen), der Nieren anregt, Blutungen im Darm, Magen, Lunge, **Blase**, Gebärmutter, **Harnleiter** und Nieren stillt. In doppelter Konzentration hergestellt und ins Badewasser getan erfüllt der Badezusatz die gleiche Funktion. Beides zusammen anwenden ist optimal.

Nebenwirkungen in Form von juckenden Hautausschlägen sind als Ausnahmefall bekannt. Jedoch wird empfohlen nicht in größeren Mengen oder längere Zeit dieses Kraut anzuwenden

150. siehe Nr.: 109.
Quellen: 1., 9., 12.,
Schlehdorn (Prunus spinosa)
Harntreibend, abführend, Früchte wirken zusätzlich zusammenziehend,

Verwendet werden Blüten und Früchte.
Aus den Früchten, geerntet nach den ersten Frösten, wird Marmelade hergestellt. Diese sind appetitanregend.
Aus getrockneten Blüten (2 TL je Tasse, heiß übergossen) wird Tee bereitet, der bei Magen- und Darmkrämpfen, Nieren- und **Blasensteinen**, verzögerter Monatsblutung Abhilfe schafft.

Nebenwirkungen sind nicht bekannt.

151. siehe Nr.: 14.
Quellen: 1., 12., 30.,
Sellerie (Apium graveolens)
zuckersenkend, blutdrucksenkend (**Stangensellerie**), ballaststoffreich, vorbeugend gegen Nieren- und Gallensteine, blutreinigend, harntreibend, regt Stoffwechsel an,

Sowohl Knollensellerie als auch Stangensellerie wirken harntreibend und werden bei Nieren- und **Blasensteinen** eingesetzt.

152.
Quellen: 11., 12.,
Senf (Brassica nigra) **schwarzer Senf**
Antibiotisch, insbesondere für **Harnwege** und **Harnblase**,

beachte: keinesfalls essen bei Geschwüren im Magen-, Darmbereich;
zu hohe Dosen können zum Tod führen,

153. siehe Nr.: 62.
Quellen: 1., 5., 12., 27., 30.,
Spargel (Asparagus officinalis)
Harntreibend, blutreinigend, entwässernd, kann Nierensteine ausschwemmen,
gegen **Blasen-,** Nierenerkrankungen, Herzbeschwerden, Diabetes,

154. siehe Nr.: 112.
Quellen: 1,
Steinsame (Lithospermum officinale)
Verwendet werden die Früchte (im Juli und August geerntet) gegen alle Erkrankungen der **Blase** und Nieren. 1 EL zerstoßener getrockneter Früchte je Tasse wird aufgebrüht. Er hilft bei **Blasen-** und Nierensteinen.

155. siehe Nr.; 113.
Quellen: 1., 12.,
Stiefmütterchen (Viola tricolor)
Blutreinigend, schweißtreibend, schleimlösend,

Verwendet wird das Kraut der Ackerpflanze, nicht der großblütigen Gartenblumen. Stiefmütterchentee hilft u.a. die Tätigkeit der Nieren und **Blase** anzuregen und steigert die Harnausscheidung.

156.
Quellen: 1., 11.,
Strohblume (Helichrysum arenarium) auch Sandstrohblume
Antibiotisch, harntreibend, regt Magensaft- und Bauchspeicheldrüsensekretion an, appetitanregend,

Aus den Blüten diese Pflanze wird ein ausgezeichneter Tee bei Alterszucker hergestellt. Er bringt bei allen Gallenleiden und Erkrankungen der **Harnwege** Erfolge. **Sammeln der unter Naturschutz stehenden Pflanze (auch der Blüten) ist verboten.** In Gärtnereien angebaute Strohblumen können gut verwendet werden. Der Tee (2 TL je Tasse heiß aufgebrüht) ist harntreibend, regt die Tätigkeit der Bauchspeicheldrüse an.

Beim Kauf jedoch unbedingt darauf achten, dass die Pflanze nicht mit dem „Gelben Katzenpfötchen" (Antennaria dioica) verwechselt wird. Diese Pflanze wirkt im Gegensatz zu Helichrysum arenarium) nicht gegen Zuckererkrankungen obwohl sie ebenfalls als Heilpflanze ein Mittel zur Anregung der Gallentätigkeit ist.

157.
Quellen: 1., 12.,
Taubnessel (Lamium album)
Entzündungshemmend, reizlindernd, blutreinigend, stoffwechselfördernd,

Die Blüten der Taubnessel, getrocknet werden als Tee innerlich (2 TL je Tasse heiß aufgebrüht) u.a. auch bei **Harnbeschwerden** älterer Männer, Unterleibsbeschwerden bei Frauen, Periodenbeschwerden, Entzündungen der Verdauungsorgane und äußerlich bei Hämorrhoiden verwandt.

Einschlafprobleme älterer Menschen werden durch eine Tasse Taubnesseltee besser behoben als durch Alkohol oder Schlaftabletten.

158.
Quellen: 1., 12.,
Thymian (Thymus vulgaris) auch Gartenthymian genannt
Antibiotisch, heilt Darminfektionen, desinfizierend

Die Blätter, Blüten und das Kraut werden verwendet. Als Küchengewürz ist das Kraut bekannt. Die oberen Teile des Halbstrauches enthalten viele Wirkstoffe und werden u.a. bei infektiösen Erkrankungen der **Harnwege**, des Magens und Darmtraktes verwendet, gegen Asthma, bei chronischer Bronchitis, hilft der Fettverdauung,

1 TL je Tasse überbrühen, 10 Minuten ziehen lassen, abseihen, 1 Tasse täglich

159. siehe Nr.: 114.
Quellen: 1.,
Vogelknöterich (Polygonum aviculare)
Das Kraut wird in der Blütezeit gesammelt, getrocknet, 2 TL je Tasse kalt aufgesetzt, aufgekocht, abgeseiht wird der Tee unterstützend zur Behandlung von Darmblutungen getrunken. Er wirkt u.a. gegen Darmentzündungen, **Blasen-** und Nierenbeschwerden, **Harngrieß und Steinen** sowie Hämorrhoiden eingesetzt.

160. siehe Nr.: 115.
Quellen: 1., 12.,
Wacholder (Junipersus communis)
Harntreibend, blutreinigend, gut für Nieren und **Blase**, desinfizierend, gegen **Harnwegsentzündungen und Harnsteine**,

Die Früchte/Beeren (1 EL zerdrückte reife Beeren je Tasse heißes Wasser) fördern die Durchblutung der Schleimhäute und Gewebe des Körpers, steigern zudem die Wirkung der Körperdrüsen und sind zudem keimtötend. U.a. regt er die Nierentätigkeit an.

161. siehe Nr.: 67.
Quellen: 1,
Waldmeister (Galium odoratum)
Blätter werden vor der Blütezeit verwandt zur Teeherstellung (2 TL je Tasse aufbrühen, abkühlen. Er wirkt blutreinigend, harntreibend, beruhigend, wirkt bei Harngrieß und Nierensteinen, entgiftet die Leber, stärkt das Herz, wird als Schlaftrunk verwendet, stärkt Nieren und **Blase**

162. siehe Nr.: 117.
Quellen: 1.,
Wasserpfeffer (Polygonum hydropiper)
Das Kraut wird im Juli bis September gesammelt. Ein Kaltwasserauszug (2 Handvoll auf eine Tasse Wasser), davon 1-2 EL je Tag innerlich einnehmen hilft gegen **Blasen-** und Nierenleiden.

163.
Quellen: 12.,
Weidenröschen (Epilobium parviflorum)

Entzündungshemmend,

Gegen **Prostatabeschwerden, Prostatavergrößerung** und damit verbundenen Störungen der **Blasenentleerung**.

164. siehe Nr.: 69.
Quellen: 9., 12.,
Weißkohl (Brassica leracea) Kohlkopf
magenschleimhausschützend

Weißkraut wird in der Küche verwandt. Innerlich bei Magenleiden, Magenschleimhautentzündung, Magen- und Zwölffingerdarmgeschwüren, Entzündungen in Dünn- und Dickdarm sowie bei Schilddrüsenstörungen.

Vitamin U (Anti-Ulkus-Faktor) hat wissenschaftlich nachgewiesene krebshemmende Eigenschaften. Daneben enthält Weißkohl, wie alle Kohlarten Indol-3-Carbinol. Indol-3-Carbinol gilt ebenfalls als krebshemmend und wirkt als Antioxydans;
Broccoli enthält besonders viel **Indol-3-Carbinol**. Dies greift in den Östrogenstoffwechsel ein. Ist auch wirksam bei Brustkrebs, Gebärmutterhalskrebs, bei Frauen auch gegen Lungenkrebs, allgemein bei Dickdarmkrebs und bei Männern bei **Prostatakrebs**

2.4. Milz

Die fett – schwarz gekennzeichneten Kräuter (**Nummer 165 bis 174**) werden bei den Erkrankungen der **Milz**, die ggf. in Folge des zu hohen Blutdrucks bzw. als Begleiterscheinungen auftreten, empfohlen.

165. siehe Nr.: 33.
Quellen: 1., 9., 12.,
Hafer (Avena sativa)
Verwendet bei Leber- und Gallenerkrankungen, Stoffwechselstörungen, senkt Cholesterinspiegel, verbessert Darmfunktion, helfen Blut- und Zellen zu erneuern,

Früchte als Haferflocken bei Ernährungsstörungen, Magenschwäche, wirken beruhigend, angewandt u.a. bei Magen-Darm-Störungen, Leber- und Gallenleiden, **Milz** stärkend,

166. siehe Nr.: 34.
Quellen: 1., 12.,
Heckenrose (Rosa canina)
Desinfizierend, stärkt Abwehrkräfte, stärkt Blutgefäße,
Hagebuttenfrüchte enthalten viel Vitamin C, aber auch A, B, K, und P.

100 getrocknete Schale enthalten 0,5-1,5 g Vitamin C, der Tagesbedarf eines Menschen beträgt 50-70 mg (0,05-0,07 Gramm) und ist nötig für die Tätigkeit der Nebennieren, Bauchspeicheldrüse, Schilddrüse, Leber, **Milz**, des Gehirns, Herzens, hilft bei der Blutgerinnung und Fermentreaktion, der Mensch kann selbst Vitamin C weder speichern noch selbst bilden,

167. siehe Nr.: 35.
Quellen: 1,
Heidekraut (Culluna vulgaris)
Erheblich harntreibend, fördert Tätigkeit des Herzmuskels, erweitert die Nierengefäße, entzündungswidrig, desinfizierend,

Blüten, aber auch blühendes Kraut, während der Blütezeit gesammelt (nicht die verholzten Teile) gegen Entzündungen der Nieren und Blase, Beschwerden der **Milz**, Leber, bei Magenkrämpfen und zur Blutreinigung, besonders bei Erkrankungen in Folge falscher Ernährung mit zu vielem tierischem Eiweiß und zu vielen Fettsäuren, Tee ist scharf im Geschmack

Keine Nebenwirkungen,

168. siehe Nr.: 37.
Quellen: 1.,
Hirschzunge (Phyllitis scolopendrium)
Getrocknete Farnwedel (am besten zur Zeit der Sporenreife gesammelt und im Schatten getrocknet), bei Erkrankungen der Leber, **Milz**, Entzündungen im Dickdarmbereich, bei Blasenleiden,

169. siehe Nr.: 43.
Quellen: 1,
Leberblümchen (Hepatica nobilis)
Getrocknetes Kraut mit Blüten (frisch ist das Kraut giftig, nie frisch!) 2 TL je Tasse sechs Stunden stehen lassen, den kalten Ansatz nur leicht

erwärmen, zwei Tassen je Tag, gegen Leberstauungen, Gallebeschwerden, Gallensteine, Gallengrieß, **Milz**- und Nierenbeschwerden, milzöffnend,

170.
Quellen: 1,
Leinkraut (Linaria vulgaris)
Tee aus dem getrockneten Kraut (1 TL je Tasse) wirkt gegen
Milzbeschwerden

171. siehe Nr.: 44.
Quellen: 1., 12.,
Liebstöckel (Levisticum officinale) auch Maggikraut, Leberstockkraut genannt
Harntreibend, verdauungsfördernd, menstruationsfördernd,

Liebstöckelwurzeln sind Bestandteil von Nieren- und Blasentees,
Verwendet werden Kraut, Blätter, Früchte, Wurzel

1(Nummer der Quelle) Liebstöckel in Wasser und Wein gesotten, nimmt Verstopfung der Leber und **Milz**,

172. siehe Nr.: 55.
Quellen: 1., 9., 12.,
Quecke (Agropyron repens)
Harntreibend, regt Stoffwechsel an, reizlindernd, keimhemmend, gegen Hautpilze, wird als diätisches Heilmittel für **Diabetiker** angewandt,

Die Wurzel wird im Frühjahr geerntet, getrocknet, zerkleinert. 2 TL je Tasse kalt ansetzen, sieden lassen, sofort abseihen, Tee regt Drüsentätigkeiten an, regeneriert, ist blutreinigend,
bei entzündlichen Erkrankungen der Harnwege, Gallen-, **Milz**- und Leberleiden,

173.
Quellen: 9.,
Wasserhanf (Eupatorium cannabinum)
Schweiß- und galletreibend, regt Produktion von Verdauungssaft an, steigert Abwehrkräfte, blutreinigend, potenzstärkend, unterstützt Antibiotika-Therapie, stärkt **Milz**,

Die gesamte Pflanze wird verwandt zur Teeherstellung (1 TL je Tasse aufbrühen, auch im Gemisch mit Sonnenhut).

174. siehe Nr.: 68.
Quellen: 1., 9.,
Wegwarte (Cichorium intybus)
Verdauungsfördernd, harntreibend,

Das Kraut (geerntet während der Blütezeit) und die Wurzel (geerntet vor der Blütezeit) werden verwendet. Der mit Wasser gut verdünnte Saft frischer Wurzeln ist schweißtreibend und harnfördernd und hilft bei Beschwerden im Magen- Darmbereich.
Der Tee aus blühendem Kraut hilft bei Magen- und Darmbeschwerden, inneren Entzündungen, Leberschwellung. Analog wirkt die Wurzel (langsam

getrocknet, 20 g je Tasse). Sie reinigt Magen, Darm, regt Leber und Galle an und hilft bei **Milzbeschwerden**.

2.5. Galle

Die fett – schwarz gekennzeichneten Kräuter (**Nummer 175 bis 226**) werden bei den Erkrankungen der **Galle**, die ggf. in Folge des zu hohen Blutdrucks bzw. als Begleiterscheinungen auftreten, empfohlen. Anmerkung: Milch als Schlaftrunk eingenommen, schützt vor Gallensteinbildung,

175. siehe Nr.: 18.
Quellen: 12.,
Andorn (Marrubium vulgare)
Entzündungshemmend, fördert **Gallefluss**, bei Leberbeschwerden, beruhigt Herz,

176. siehe Nr.: 19.
Quellen: 1., 5., 12.,
Artischocke (Cynara scolymus)
Artischockenboden
Antiseptisch, blutfettsenkend, regen Leber und Nieren an, wirken entgiftend, regenerieren die Verdauungsorgane, wirken gegen Gallenstörungen, senken Cholesterinspiegel, entgiftet Leberzellen, stimuliert **Gallenabsonderungen, hemmt Gallensteinbildung**, baut Blutfette ab,

177. siehe Nr.: 1.
Quellen: 1., 9., 12., 13.,
Bärlauch (Allium ursinum) wilder Knoblauch, manchmal auch als Bärenlauch bezeichnet
Zuckersenkend, **galletreibend**, verdauungsfördernd, cholesterinsenkend, blutdrucksenkend, gegen Arteriosklerose,

178.
Quellen: 9., 12.,
Beifuß (Artemisia vulgaris)
Galletreibend, fördert Magensaftproduktion, bei Magen-, **Galle-** und Darmbeschwerden als Tee-Aufguss, Tee bei Verdauungsstörungen: 1TL je Tasse überbrüht,
Beachte: einer der Inhaltsstoffe ist das giftige Thujon, dieses zusammen mit den Inhaltsstoffen Kampfer, Cinel, Psilostachin, Linalool sind für die o.g. Heilwirkungen verantwortlich, deshalb nicht während der Schwangerschaft anwenden und ist ebenfalls nicht für längeren Gebrauch geeignet,

179. siehe Nr.: 20.
Quellen: 9.,
Benediktenkraut (Cnicus benedictus)
Galletreibend, verdauungsfördernd, wird bei Verdauungsbeschwerden, Leber- und **Galleleiden** sowie Blähungen verwendet als Tee, pur aber auch gemischt mit Kalmuswurzel

180. siehe Nr.: 21.
Quellen: 9., 12., 32.,
Birke (Betula pendula)
Harntreibend, stoffwechselanregend, desinfizierend, scheidet Harnsäure aus, gegen Entzündungen der Harnwege, Blasensteine,

Birkenblätter, gesammelt April-Mai werden als Tee, besser jedoch für Teemischungen bei Nieren-, Blasenbeschwerden und zur Blutreinigung verwendet, sind gegen Entzündungen der Harnwege, fördert **Gallen-** und Magensaftsekretion, als Teekur (mindestens 2 Monate) können Birkenblätter Nierensteine beseitigen, Mittel bei Unterfunktion von Herz, Niere und Leber,

181. siehe Nr.: 75.
Quellen: 1., 8., 9., 11., 12.,
Bohnenhülse (Phaseolus vulgaris)
zuckersenkend, wassertreibend, harntreibend

27(Nummer der Quelle) **Puffbohne/Saubohne** – kurieren Schleim-Wind-Krankheiten, treiben Sputum heraus, zerstören Steine, die durch Erkrankungen des Spermas entstehen, kurieren Hämorrhoiden, mehren Blut und **Galle**, unterstützen Wachstum der Zähne

182. siehe Nr.: 23.
Quellen: 9., 12.,
Brunnenkresse (Nasturtium officinale)
Galletreibend, antibakteriell, antibiotisch, blutreinigend, bei Leber- und **Gallenleiden**, Schilddrüsenkropf, greift im Magen schädliche Bakterien an, aber lässt Nutzbakterien unbehelligt, regt Drüsentätigkeit an,

Nicht verwenden bei Magen- oder Darmgeschwüren und entzündlichen Nierenerkrankungen,

183. siehe Nr.: 24.
Quellen: 5.,
Chicorèe
Im Winter so oft wie möglich Chicorèe-Salat essen hilft der Leber und aktiviert den **Gallefluss**.

184. siehe Nr.: 25.
Quellen: 1.,
Eberesche (Vogelbeere)
Genutzt werden die Früchte,

Wirkungen: Früchte enthalten viele Zuckerarten, auch Sorbose, der Diabetikern hilft, wird auch bei Augenerkrankungen verwendet, senkt Augeninnendruck, enthält hohen Anteil Vitamin C, **Galle-** und Leberstärkend, wirkt auf Leberstoffwechsel, Magen- und Darmtrakt,

185. siehe Nr.: 27.
Quellen: 1.,
Engelsüß (Polypodium vulgare)
In Blutreinigungs-, Leber- und **Gallentees**,

186. siehe Nr.: 28.
Quellen: 1, 9., 12.,
Enzian (Gentiana lutea)
Verdauungsfördernd, hilft bei Leber- und **Gallenleiden**, Magensäuremangel, Blutarmut, appetitanregend, erhöht Speichel- und Magensaftausscheidung,

wirkt als Tee aus getrocknetem Wurzelstock (Kaltauszug) gegen Blähungen, regt **Gallenproduktion** an, Magen- und Darmstärkend,

nicht anwenden bei hohem Blutdruck, Magen- und Darmgeschwüren, während Schwangerschaft und Stillzeit,

187. siehe Nr.: 29.
Quellen: 1., 9., 12.,
Erdrauch (Fumaria officinalis)
Harntreibend, blutreinigend, fördert Stoffwechsel,

wirkt als Tee (Aufguss) aus getrocknetem blühendem Kraut **gallesaftanregend**, beruhigt den Darmtrakt, wirkt gegen Verstopfung und schlechter Verdauung, gegen Leberbeschwerden,

188.
Quellen: 12.,
Estragon (Artemisia dracunculus)
Gallenfluß-, verdauungsfördernd, harntreibend,

verwendet werden junge Triebe, Blätter in der Küche

189. siehe Nr.: 30.
Quellen: 1., 9., 12.,
Gänseblümchen (Bellis perennis)
Harntreibend, stoffwechselanregend, reizmildernd,

wirkt als Tee aus getrockneten Blüten gegen Blasen-, Leber-, Nieren- und **Gallenleiden**, Darmentzündungen, Stoffwechselstörungen, Fettleibigkeit, Herzerkrankungen,

9(Nummer der Quelle) im Frühjahr frisch wirksam in bzw. als Wildsalat

190. siehe Nr.: 31.
Quellen: 1., 3., 16.,
Große Klette (Arctium lappa)
Entzündungshemmend, beseitigt bakterielle Infektionen, Samenextrakte der Klette senken Blutzuckerspiegel, blutreinigend,

1 (Nummer der Quelle) Tee aus Klettenwurzel, 2 TL je Tasse bei Leber- und **Gallenbeschwerden**, gegen Nieren- und Blasensteine

191. siehe Nr.: 33.
Quellen: 1., 9., 12.,
Hafer (Avena sativa)
Verwendet bei Leber- und **Gallenerkrankungen**, Stoffwechselstörungen, senkt **Cholesterinspiegel**, verbessert Darmfunktion, helfen Blut- und Zellen zu erneuern,

Früchte als Haferflocken bei Ernährungsstörungen, Magenschwäche, wirken beruhigend, angewandt u.a. bei Magen-Darm-Störungen, Leber- und **Gallenleiden**, Milz stärkend,

192. siehe Nr.: 83.

Quellen: 9., 12.,
Hauhechel (Ononis spinosa)
Galletreibend, blutreinigend, verdauungsfördernd, stark harntreibend, blutreinigend,

Der Tee sollte nur wenige Tage getrunken werden, weil der Körper recht bald nicht mehr auf die Inhaltsstoffe reagiert,

193. siehe Nr.: 88.
Quellen: 1., 11., 30., 32.,
Kalmus (Acorus calamus)
Beruhigend, antibiotisch, fördert Magensaftbildung, magenstärkend, wird bei Steinleiden angewandt, regt Drüsentätigkeit an,
die Wurzel wird verwandt,

in der Medizin: innerlich bei Verdauungsbeschwerden (es hilft bei der Verdauung von Milchprodukten), Bronchitis, Nebenhöhlenentzündung, hilft bei Getreideunverträglichkeit bei Kindern, heilt Erkrankung der, hilft der Verdauung bei fehlendem **Gallensaft**, hilft bei Magengeschwüren,

194. siehe Nr.: 6.
Quellen: 1., 5., 9., 30., 32.,
Knoblauch (Allium sativum)
zuckersenkend, wirkt gegen Bakterien und Pilze, verdauungsfördernd, galletreibend, verbessert Fließeigenschaften des Blutes, blutreinigend, fäulniswidrig, bakterientötend, regt Drüsen der Verdauung an, erhöht **Gallensaftproduktion**, geringfügig blutdrucksenkend, beeinflusst männliche und weibliche Sexualhormon positiv,

195. siehe Nr.: 40.
Quellen: 1,
Kornblume (Centaurea cyanus)
Blüten in Blasen- und Nierentees, harntreibend, wohltuend bei **Galle-**, Leber-**,** Blasen- und Nierenbeschwerden

196. siehe Nr.: 41.
Quellen: 1., 9., 12., 32.,
Kümmel (Carum carvi)
Fördert **Gallensaftbildung**, regt Leber und Darm an, hilft bei Verdauungsbeschwerden und –störungen, krampflösend, hilft bei der Fettverdauung, blähungstreibend, macht schwerverdauliche Speisen bekömmlicher, Mittel gegen Gärungserscheinungen,

197. siehe Nr.: 42.
Quellen: 5., 12.,
Kurkuma (Curcum zanthorrhiza) auch Gelbwurz genannt,
Regt **Gallenblasenentleerung an, bei Gallenblasenentzündung**, vorbeugend gegen Arteriosklerose sowie deren Folge (Herzinfarkt und Schlaganfall), Mittel bei Leber- und **Galle**-Leiden,

198.
Quellen: 12.,

Lavendel (Lavandula angustifolia)
Antibakteriell, gegen Krämpfe im Verdauungstrakt, regt **Galefluss** an, stabilisiert Blutzucker, lindert Blähungen, hilft bei nervösem Reizmagen, Darmbeschwerden,
hilft gegen Depression, heilt Darmschleimhaut,

Tee aus Blüten, gemischt auch mit Thymiankraut, Pfefferminzblättern, Tee pur: 2 TL je Tasse überbrühen, 10 Minuten ziehen lassen, 3 Rassen täglich

199. siehe Nr.: 43.
Quellen: 1,
Leberblümchen (Hepatica nobilis)
Getrocknetes Kraut mit Blüten (frisch ist das Kraut giftig, nie frisch!) 2 TL je Tasse sechs Stunden stehen lassen, den kalten Ansatz nur leicht erwärmen, zwei Tassen je Tag, gegen Leberstauungen,
Gallebeschwerden, Gallensteine, Gallengrieß, Milz- und Nierenbeschwerden, milzöffnend,

200. siehe Nr.: 97.
Quellen: 1., 18., 32.,
Linde (Tilia platyphyllos) Sommerlinde, Winterlinde (Tilia cordata) sind gleichwirkend,
Lindenblüten regen Stoffwechsel an, regen Schweißdrüsen an, sind harntreibend, angewandt bei Nieren- und Blasenleiden,
Rinde, im Winter geerntet wird getrocknet und als Tee aufgekocht steigert die Produktion von **Gallenflüssigkeit**

18(Nummer der Quelle) gegen Gallensteine wirkt ein Tee (1 EL je Tasse, Bitterkleeblätter, Queckenwurzel, Klettenwurzel, Eschenblätter, Lindensplit, Eisenkrautblätter, 1:2:2:2:2:1,, kalt ansetzen, über Nacht ruhen lassen, fast zum Sieden bringen – nicht kochen, 10 Minuten ziehen lassen, täglich einen Liter trinken – verteilt zwischen den Mahlzeiten)

201. siehe Nr.: 45.
Quellen: 1., 3., 5., 9., 10., 11., 12., 13., 16., 18., 22., 23., 24., 26., 27., 30., 32.,

Löwenzahn (Taraxacum officinale)
Löwenzahnblätter und –wurzeln werden getrocknet und als Tee verwandt gegen Gicht, Rheuma, Zuckerkrankheit, Leber- und **Gallenerkrankungen**, regt alle Drüsentätigkeit an. Man soll die frischen Blätter als Salat essen und häufig den Tee trinken. Für Langzeitanwendungen geeignet. Regt Drüsentätigkeit an, d.h. hilft der Bauchspeicheldrüse, dem Magen, dem Speichel im Mund und hilft der Leber und **Galle**,
Löwenzahn enthält Insulin (am meisten enthält die frische Wurzel vor dem Blühen der Pflanze),

Dient auch der Entgiftung. Reinigt Blut, Stoffwechsel anregend, aktiviert Verdauungsdrüsen, galletreibend, harntreibend, fördert **Gallensekretion**,

Wirkungen: bei Leber- und **Galleleiden**, Gicht, Rheuma, Nierenleiden, Altersschwäche, als Stoffwechselkur, bei Zuckerkrankheit, helfen gegen Verkalkung und Vergreisung

Nach jeder Mahlzeit ein Stängel Löwenzahn gegen Gallenleiden

202. siehe Nr.: 46.
Quellen: 1., 5.,
Mariendistel (Silybum marianum)
Früchte, reife Samen (schwarze Körner ohne weißen Pappus) 1 TL je Tasse
hilft bei Leberentzündungen, regeneriert die Leber, beseitigt Leberdruck,
wirkt bei **Gallenentzündung**

Teekur der Mariendistel ist leberkranken Patienten zu empfehlen (2 TL der
Früchte je Tasse, überbrühen, ¼ Stunde ziehen lassen, abseihen, 4-6-
Wochen täglich eine Tasse vor dem Mittag- und dem Abendessen,),

203. siehe Nr.: 48.
Quellen: 1,
Meisterwurz (Peucedanum ostruthium)
Die Wurzel (geerntet im März oder Oktober, gewaschen, getrocknet,
zerkleinert, 1 TL je Tasse Tee) wird bei Magenstörungen, Blähungen,
Gallenentzündung, Leberleiden und Verdauungsbeschwerden verwendet,

204. siehe Nr.: 49.
Quellen: 1., 12.,
Melisse (Melissa officinalis)
Krampflösend, entspannend, hilft bei körperlichen Beschwerden, deren
Ursache nervliche Belastungen sind, hemmt Pilzwachstum, wirkt gegen
Viren,

Ist in Leber-, Magen- und **Gallentees** enthalten,

205. siehe Nr.: 50.
Quellen: 1., 9., 11., 12.,
Odermennig (Agrimonia eupatoria)
Entzündungshemmend, leberstärkend, entzieht schädlichen Bakterien die
Nahrungsgrundlagen im Darm, **gallensaftanregend**, bei
Magenerkrankungen, Verdauungsbeschwerden, **Gallenleiden**,

206. siehe Nr.: 10.
Quellen: 1., 12., 24.,
Olive (Olea europaea)
Ölbaum (Olea europaea)

Antiseptisch, adstringierend, fiebersenkend, beruhigend, abführend,
lindernd, cholesterinabbauend,

Olivenöl und Blätter werden angewendet. Olivenöl wird löffelweise gegen
Gallenkoliken verwendet. Je heller und geruchloser das Öl, umso
wertloser. Die frischen Blätter des Olivenbaumes (20 Blätter je Tasse)
werden gekocht, 10 Minuten ziehen lassen, lauwarm morgens auf
nüchternen Magen trinken; helfen gegen Bluthochdruck, Magen- und
Darmbeschwerden.

207. siehe Nr.: 52.
Quellen: 5., 12., 32.,
Pfefferminze (Mentha x piperita)

Wirkt leicht betäubend auf Magenschleimhaut, Tee regt Leber und **Galle** an, hilft bei Magenerkrankungen, unterstützt als Tee Verdauung fetter Stoffe, desinfizierend, verhindert Blähungen, hat leicht anästhesierende Eigenschaft,

208. siehe Nr.: 56.
Quellen: 1., 5., 12., 18., 31.,
Rettich (Raphanus sativus) auch als schwarzer Rettich bezeichnet
Fördert **Gallenfluss**, verhindert Gallensteine, entgiftet, stoffwechselfördernd, fördert **Gallenausscheidung**,

Die Wurzel dient als Nahrungsmittel. Bei Magen-, Darmerkrankungen den Rettich nicht zu sich nehmen. Er wirkt stark blähend. Jedoch ist ungesalzener Rettich ein gutes Mittel bei Leber- und **Gallenleiden**.

Morgens auf nüchternen Magen ein TL Rettichsaft (ungesüßt)

209.
Quellen: 1., 9., 11., 12.,
Ringelblume (Calendula officinalis)
Wundheilend, entzündungshemmend, keimtötend, antibakteriell, desinfizierend, fördert Bildung von neuem Gewebe, stimuliert die Aktivität der Fresszellen des Immunsystems, regt leicht die **Gallensaftproduktion** und Lymphfluss an, lindert gastrische Beschwerden, hilft bei Arterienverkalkung und **Gallenblasenbeschwerden,**

Die Blüten als Tee als Aufguss wirken blutreinigend, bei **Gallenbeschwerden** und vorbeugend gegen Arteriosklerose, 2 TL je Tasse überbrühen, 10 Minuten ziehen lassen, 2 Tassen täglich,

210. siehe Nr.: 12.
Quellen: 1., 9., 12.,
Rosmarin (Rosmarinus officinalis)
Durchblutungs- und heilungsfördernd, kreislaufstabilisierend, regt Bildung von **Gallen-** und Magensaft an, krampflösend, **angewandt bei zu niedrigem Blutdruck**, verdauungsfördernd,

211. siehe Nr.: 58.
Quellen: 1,
Sauerdorn (Berberis vulgaris)
Die Früchte, Blätter und Wurzelrinde werden verwendet.

Das enthaltene Berberin ist in größeren Mengen giftig. In den Blättern und der Wurzelrinde ist der Anteil an Berberin deutlich höher als in der Frucht. Aus den Blättern (gesammelt im Juni) wird ein Tee zubereitet. 1 TL auf einen Liter Wasser. Für die Wurzelrinde gilt Gleiches (nur das Sammeln erfolgt im November).

Der Tee hilft gegen Magenkrankheiten, Leberstauung, mangelnde **Gallensaftbildung** und Nierenleiden. Nur sehr kurze Zeit den Tee trinken. Die Früchte enthalten viele Vitamine, Fruchtsäuren und viel Zucker. Die Marmelade bzw. der Saft ist auch für Kinder ungefährlich. Bei Diabetes den Zuckeranteil der Frucht beachten.

212 siehe Nr.: 107.

Quellen: 1., 9., 11., 12., 16.,
Schafgarbe (Achillea millefolium)
Entzündungshemmend, regt Produktion von Magensaft und den Stoffwechsel an, blutstillend, bei **Gallenleiden**, Magen- und Darmbeschwerden, **galle-,** harn- und blähungstreibend, blutgerinnungsfördernd, angewandt bei Steinleiden,

213. siehe Nr.: 59.
Quellen: 1., 5., 9., 12., 17.,
Schöllkraut (Chelidonium majus)
Galletreibend, schmerzlindernd, abführend, zellteilungshemmend, harmonisiert Leber-**Galle**-Stoffwechsel (insbesondere bei Cholerikern),

Das blühende Kraut und die Wurzel werden verwendet. Man soll schon beim Sammeln Handschuhe tragen. Die Pflanze ist giftig. Das Schöllkraut wird gemischt mit Rosmarin, Waldmeister, Faulbaumrinde zu gleichen Teilen verwendet als Tee bei **Gallen-,** Leberbeschwerden, zur Anregung der Herztätigkeit, zur Senkung des Blutzuckerspiegels. Nicht häufig trinken. Der Tee **erhöht auch den Blutdruck und sollte bei Bluthochdruck** keinesfalls genutzt werden.

5(Nummer der Quelle) Schöllkrauttee wirkt krampflösend bei Entzündungen der **Gallenblase und Gallenwege** (1 TL Kraut je Tasse überbrühen, 10 Minuten ziehen lassen, 3 Tassen ungesüßt täglich)

214.
Quellen: 12.,
Schwarzkümmel (Nigella sativa)
Verdauungsfördernd, unterstützen Abwehrsystem, harmonisieren fehlorientiertes Abwehrsystem,

Die Samen des Schwarzkümmels werden in der Küche als Gewürz verwandt. Er wird auch als echter Schwarzkümmel bezeichnet. Er regt als Gewürz in Speisen Magen- und **Gallensäfte** an. Als Tee (1 TL zerstoßener Samen je Tasse, mit heißem Wasser aufbrühen) wirkt er bei Magenkrämpfen, Magenschmerzen, **Gallenkoliken**, Blähungen.

215. siehe Nr. 60.
Quellen: 30.,
Schwertlilie (Iris germanica)
Der Wurzelstock getrocknet wird auch als Tee verwendet. Er wird kalt aufgesetzt (1 TL je Tasse). Über Nacht weicht und zieht er kalt. Morgens wird er leicht erwärmt getrunken. Er regt die Bauchspeicheldrüse an, wird bei Magenverstimmung, Darmbeschwerden, Druck in der Leber und im **Gallenbereich** getrunken.

216. siehe Nr. 61.
Quellen: 1., 30.,
Seifenkraut (Saponaria officinalis)

Verwendet werden das Kraut und die Wurzel.
Das Kraut setzt man als Tee gegen trockenen Husten ein.
Die getrocknete Wurzel (als Ganzes) lässt man zerkleinert für 5-6 Stunden in kaltem Wasser ziehen. Dann wird das Aufgesetzte gekocht und ausgepresst. Dieser Tee regt die Drüsen im Körper an. Er wird verwendet

bei Unterfunktion der Bauchspeicheldrüse. Vor allem bei Zuckerkranken zeigt dieser Tee Heilungserfolge. Auch Leber, **Galle**, Magen und Darm werden angeregt. Dieser Tee ist auch als Fußbad ausgezeichnet gegen Fußpilz.

217. siehe Nr.: 14.
Quellen: 1., 12., 30.,
Sellerie (Apium graveolens)
zuckersenkend, blutdrucksenkend (**Stangensellerie**), ballaststoffreich, vorbeugend gegen Nieren- und **Gallensteine**, blutreinigend, harntreibend, regt Stoffwechsel an,

218. siehe Nr.: 62.
Quellen: 1., 5., 12., 27., 30.,
Spargel (Asparagus officinalis)
Harntreibend, blutreinigend, entwässernd, kann Nierensteine ausschwemmen,
gegen Blasen-, Nierenerkrankungen, Herzbeschwerden, Diabetes,

1(Nummer der Quelle) die Wurzel wirkt deutlich stärker als die bekannten als Gemüse zu Verzehr genutzten Sprossen. Tee aus der getrockneten Wurzel (2 TL je Tasse mit heißem Wasser überbrüht) regeneriert er die Leber, regt die **Gallensaftproduktion** stark an.

219. siehe Nr.: 156.
Quellen: 1., 11.,
Strohblume (Helichrysum arenarium) auch Sandstrohblume
Antibiotisch, harntreibend, regt Magensaft- und Bauchspeicheldrüsensekretion an, appetitanregend,

Aus den Blüten diese Pflanze wird ein ausgezeichneter Tee bei Alterszucker hergestellt. Er bringt **bei allen Gallenleiden** und Erkrankungen der Harnwege Erfolge. **Sammeln der unter Naturschutz stehenden Pflanze (auch der Blüten) ist verboten.** In Gärtnereien angebaute Strohblumen können gut verwendet werden. Der Tee (2 TL je Tasse heiß aufgebrüht) ist harntreibend, regt die Tätigkeit der Bauchspeicheldrüse an.

Beim Kauf jedoch unbedingt darauf achten, dass die Pflanze nicht mit dem „Gelben Katzenpfötchen" (Antennaria dioica) verwechselt wird. Diese Pflanze wirkt im Gegensatz zu Helichrysum arenarium) nicht gegen Zuckererkrankungen obwohl sie ebenfalls als Heilpflanze ein Mittel zur Anregung der Gallentätigkeit ist.

220. siehe Nr.: 64.
Quellen: 1., 5., 9., 12.,
Tausendgüldenkraut (Centaurium minus)
Verdauungsfördernd, regt Bildung von **Gallen**- und Magensaft an, wirkt positiv auf Kreislauf, bei Leber- und **Gallenleiden**, Magenkrämpfen, unterstützend bei Diabetes, stärkt Bauchspeicheldrüse, unterstützend bei niedrigem Blutdruck, appetitanregend, verdauungsfördernd,

Nicht bei Magen-Darm-Geschwüren,

221. siehe Nr.: 65.
Quellen: 1.,

Teufelsabbiß (Succisa pratensis)
Das Kraut der Moorpflanze wird in der Blütezeit gesammelt. 2 TL je Tasse kalt angesetzt, aufgekocht, abgeseiht wird gegen Magen- und Darmerkrankungen, als Mittel zur Anregung der Leber- und **Gallentätigkeit** verwendet. Er hilft auch gegen Darmwürmer.

222. siehe Nr.: 66.
Quellen: 1., 5., 9., 12.,
Walderdbeere (Fragaria vesca)

Die Früchte, Blätter und Wurzel werden verwendet.
Die Früchte regen die Leber und **Galle** an, haben einen hohen Anteil an Vitamin C.
Die Blätter wirken umso mehr je später sie im Jahr gesammelt werden. Gleiches gilt für die Wurzel.

Früchte verbessern die Funktion von Leber und **Galle**,

223. siehe Nr.: 173.
Quellen: 9.,
Wasserhanf (Eupatorium cannabinum)
Schweiß- und galletreibend, regt Produktion von Verdauungssaft an, steigert Abwehrkräfte, blutreinigend, potenzstärkend, unterstützt Antibiotika-Therapie, stärkt **Milz**,

224. siehe Nr.: 68.
Quellen: 1., 9.,
Wegwarte (Cichorium intybus)
Verdauungsfördernd, harntreibend,

Das Kraut (geerntet während der Blütezeit) und die Wurzel (geerntet vor der Blütezeit) werden verwendet. Der mit Wasser gut verdünnte Saft frischer Wurzeln ist schweißtreibend und harnfördernd und hilft bei Beschwerden im Magen- Darmbereich.
Der Tee aus blühendem Kraut hilft bei Magen- und Darmbeschwerden, inneren Entzündungen, Leberschwellung. Analog wirkt die Wurzel (langsam getrocknet, 20 g je Tasse). Sie reinigt Magen, Darm, regt Leber und **Galle** an und hilft bei Milzbeschwerden.

Bekannt ist die Pflanze als Kaffee-Ersatz „Zichorienkaffee".

225. siehe Nr.: 70.
Quellen: 1., 5., 9., 12., 17.,
Wermut (Artemisia absinthium)
Magensaftbildend, stärkt **Galle**, hilft der Leber, gegen zu niedrigen Blutdruck, steigert Abwehrkräfte, regt Magensaftbildung an,

Das Kraut (während der Blütezeit geerntet) hilft bei Gallensteinen, Blähungen, Völlegefühl, **ungenügendem Gallenfluss**, Nierengrieß, steigert die Durchblutung, begünstigt den Stoffwechsel und wird bei Fettsucht und Stoffwechselstörungen verwandt (1 TL je Tasse aufbrühen und 10 Minuten ziehen lassen). Dreimal eine Tasse täglich den bitteren Tee trinken (nicht gesüßt).

Als Mischung bei Tees werden Pfefferminze, Tausendgüldenkraut und Melissenblätter empfohlen.

Nicht bei Magen- Darmgeschwüren anwenden.

226. siehe Nr.: 71.
Quellen: 1., 9., 12., 30.,
Zwiebel (Allium cepa)
Zuckersenkend, antibiotisch, entzündungshemmend, senkt Blutfettwerte, harntreibend,

frische Zwiebel auf Brot senkt Zuckerspiegel; Zwiebel roh, geraten oder gekocht wirken gegen Darminfektionen, sind wasser- und harntreibend; regelt Tätigkeit von Magen, Darm, Leber, **Galle**, Bauchspeicheldrüse an, Herzschutzmittel, senkt Cholesterinspiegel, wirkt gegen Arterienverkalkung, Zwiebel ist eine der zinkreichsten Gemüse, Zink aktiviert Enzyme der Bauchspeicheldrüse, der Netzhaut des Auges,

2.6. Drüsen

Die fett – schwarz gekennzeichneten Kräuter (**Nummer 227 bis 248**) werden bei den Erkrankungen der **Drüsen**, die ggf. in Folge des zu hohen Blutdrucks bzw. als Begleiterscheinungen auftreten, empfohlen.

227.
Quellen: 32.,
Anis (Pimpinella anisum)
Stark anregend für alle Drüsen, schmerzdämpfend, blähungstreibend, krampflösend, verdauungsfördernder Tee: 1 TL gemahlene zerstoßene Körner überbrüht mit ¼ l Wasser, in kleinen Schlucken trinken,

228. siehe Nr.: 23.
Quellen: 9., 12.,
Brunnenkresse (Nasturtium officinale)
Galletreibend, antibakteriell, antibiotisch, blutreinigend, bei Leber- und Gallenleiden, **Schilddrüsenkropf**, greift im Magen schädliche Bakterien an, aber lässt Nutzbakterien unbehelligt, **regt Drüsentätigkeit an**,

Nicht verwenden bei Magen- oder Darmgeschwüren und entzündlichen Nierenerkrankungen,

229. siehe Nr.: 79.
Quellen: 1., 12., 30.,
Frauenmantel (Alchemilla vulgaris),
harntreibend, adstringierend, blutstillend,

gegen Erkältungen im Magen, steigert die **Drüsentätigkeit** insgesamt, bei Funktionsstörungen der Nieren, Blähungen

230.
Quellen: 1., 11., 12.,
Geißraute (Galega officinalis)
Blutzuckersenkend, harntreibend, Appetit zügelnd, wirkt auf die **Langerhansschen Inseln** (Teile der **Bauchspeicheldrüse**)

nur getrocknet als Tee anwenden,

231.
Quellen: 5.,
Harongabaumrinde
Verwendet bei Störungen der **Bauchspeicheldrüse**, bei Reizmagen, verstärkt die Produktion von Verdauungssäften,

232. siehe Nr.: 88.
Quellen: 1., 11., 30., 32.,
Kalmus (Acorus calamus)
Beruhigend, antibiotisch, fördert Magensaftbildung, magenstärkend, wird bei Steinleiden angewandt, **regt Drüsentätigkeit** an,
die Wurzel wird verwandt,

in der Medizin: innerlich bei Verdauungsbeschwerden (es hilft bei der Verdauung von Milchprodukten), Bronchitis, Nebenhöhlenentzündung, hilft bei Getreideunverträglichkeit bei Kindern, heilt Erkrankung der

Bauchspeicheldrüse, hilft der Verdauung bei fehlendem Gallensaft, hilft bei Magengeschwüren,

233. siehe Nr.: 6.
Quellen: 1., 5., 9., 30., 32.,
Knoblauch (Allium sativum)
zuckersenkend, wirkt gegen Bakterien und Pilze, verdauungsfördernd, galletreibend, verbessert Fließeigenschaften des Blutes, blutreinigend, fäulniswidrig, bakterientötend, **regt Drüsen** der Verdauung an, erhöht Gallensaftproduktion, geringfügig blutdrucksenkend, beeinflusst männliche und weibliche Sexualhormon positiv,

234. siehe Nr.: 97.
Quellen: 1., 32.,
Linde (Tilia platyphyllos) Sommerlinde, Winterlinde (Tilia cordata) sind gleichwirkend,
Lindenblüten regen Stoffwechsel an, **regen Schweißdrüsen** an, sind harntreibend, angewandt bei Nieren- und Blasenleiden,
Rinde, im Winter geerntet wird getrocknet und als Tee aufgekocht steigert die Produktion von Gallenflüssigkeit

235. siehe Nr.: 45.
Quellen: 1., 3., 5., 9., 10., 11., 12., 13., 16., 22, 23., 24., 26., 27., 30., 32.,

Löwenzahn (Taraxacum officinale)
Löwenzahnblätter und –wurzeln werden getrocknet und als Tee verwandt gegen Gicht, Rheuma, Zuckerkrankheit, Leber- und Gallenerkrankungen, **regt alle Drüsentätigkeit** an. Man soll die frischen Blätter als Salat essen und häufig den Tee trinken. Für Langzeitanwendungen geeignet. Regt Drüsentätigkeit an, d.h. **hilft der Bauchspeicheldrüse**, dem Magen, dem Speichel im Mund und hilft der Leber und Galle,

236. siehe Nr.: 101.
Quellen: 1., 12.,
Meerrettich (Armoracia rusticana)
Antibiotisch, stärkt Abwehrkräfte, aktiviert Stoffwechsel, schwemmt Harnsäure aus, reinigt und entwässert den Körper, **regt Drüsentätigkeit** im Magen- und Darmkanal an,

237. siehe Nr.: 9.
Quellen: 1., 9., 12., 30.,
Mistel (Viscum album)
wirkt anregend und positiv auf **Bauchspeicheldrüse, heilt diese**, wirkt auf **den gesamten Drüsenhaushalt**, stoffwechselfördernd, senkt zu hohen Blutdruck, wirkt auch positiv bei zu niedrigem Blutdruck, wirkt allen Herzschäden entgegen, wirkt gegen Arterienverkalkung, wirkt positiv auf die Muskeln der Blutgefäße,
wird als Tee verwendet, nur in den angegebenen Monaten ist das Kraut wirksam!

238.
Quellen: 1,
Nelkenwurz (Geum urbanum) auch Benediktenkraut

Die Wurzel und das Kraut werden u.a. als Tee angewendet zur **Anregung der Drüsen** im Magen- und Darmbereich, wirkt gegen Entzündungen.

239.
Quellen: 12.,
Pfeffer (Piper Nigrum)
Beschleunigt Stoffwechsel, senkt Cholesterinspiegel, regt
Speichelsekretion an,

240. siehe Nr.: 55.
Quellen: 1., 9., 12.,
Quecke (Agropyron repens)
Harntreibend, regt Stoffwechsel an, reizlindernd, keimhemmend, gegen
Hautpilze, wird als diätisches Heilmittel für Diabetiker angewandt,

Die Wurzel wird im Frühjahr geerntet, getrocknet, zerkleinert. 2 TL je
Tasse kalt ansetzen, sieden lassen, sofort abseihen, Tee **regt
Drüsentätigkeiten** an, regeneriert, ist blutreinigend,
bei entzündlichen Erkrankungen der Harnwege, Gallen-, Milz- und
Leberleiden,

241.
Quellen: 5.,
Rote Rübe
Die ärztliche Behandlung von Erkrankungen der **Bauchspeicheldrüse**
kann mit Roten Rüben unterstützt werden. Zwei Wochen täglich 200
Gramm gekochte Rote Rüben essen.

242.
Quellen: 30.,
**Schwedenbitter, Schwedenkräuter
zuckersenkend**

30(Nummer der Quelle) beeinflusst die **Bauchspeicheldrüse** günstig. Er
kann Zuckerkrankheit ausheilen. 3-mal täglich einen TL voll in
Kräutertee nehmen. Äußerlich wird ein vierstündiger Umschlag auf der
Bauchspeicheldrüse monatlich einmal im Monat empfohlen.

Zusammensetzung: 90 Gramm der Kräutermischung auf 2 l Korn (40%ig),
10 g Aloe (ggf. auch Enzianwurzel oder Wermutpulver), 5 g Myrrhe, 0,2 g
Safran, 10 g Sennesblätter, 10 g Kampfer (unbedingt nur Naturkampfer),
10 g Rhabarberwurzel, 10 g Zitterwurzel, 10 g Manna, 10 g Theriak
venezian, 5 g Eberwurzwurzel, 10 g Angelikawurzel (Schwedenbitter ist in
Drogerien und Apotheken erhältlich),

243. siehe Nr.: 61.
Quellen: 1., 30.,
Seifenkraut (Saponaria officinalis)

Verwendet werden das Kraut und die Wurzel.
Das Kraut setzt man als Tee gegen trockenen Husten ein.
Die getrocknete Wurzel (als Ganzes) lässt man zerkleinert für 5-6 Stunden
in kaltem Wasser ziehen. Dann wird das Aufgesetzte gekocht und
ausgepresst. Dieser Tee regt die Drüsen im Körper an. Er wird verwendet
bei Unterfunktion der Bauchspeicheldrüse. Vor allem bei

Zuckerkranken zeigt dieser Tee Heilungserfolge. Auch Leber, Galle, Magen und Darm werden angeregt. Dieser Tee ist auch als Fußbad ausgezeichnet gegen Fußpilz.

244.
Quellen: 12.,
Spinat (Spinacia oleracea)
Blutbildend, krebshemmend, unterstützt die **Bauchspeicheldrüse**

Beachte: Spinat darf nicht wieder aufgewärmt werden, Säuglinge dürfen keinen Spinat essen,

245. siehe Nr.: 156.
Quellen: 1., 11.,
Strohblume (Helichrysum arenarium) auch Sandstrohblume
Antibiotisch, harntreibend, regt Magensaft- und
Bauchspeicheldrüsensekretion an, appetitanregend,

Aus den Blüten diese Pflanze wird ein ausgezeichneter Tee bei Alterszucker hergestellt. Er bringt bei allen Gallenleiden und Erkrankungen der **Harnwege** Erfolge. **Sammeln der unter Naturschutz stehenden Pflanze (auch der Blüten) ist verboten.** In Gärtnereien angebaute Strohblumen können gut verwendet werden. Der Tee (2 TL je Tasse heiß aufgebrüht) ist harntreibend, regt die Tätigkeit der Bauchspeicheldrüse an.

Beim Kauf jedoch unbedingt darauf achten, dass die Pflanze nicht mit dem „Gelben Katzenpfötchen" (Antennaria dioica) verwechselt wird. Diese Pflanze wirkt im Gegensatz zu Helichrysum arenarium) nicht gegen Zuckererkrankungen obwohl sie ebenfalls als Heilpflanze ein Mittel zur Anregung der Gallentätigkeit ist.

246. siehe Nr.: 64.
Quellen: 1., 5., 9., 12.,
Tausendgüldenkraut (Centaurium minus)
Verdauungsfördernd, regt Bildung von Gallen- und Magensaft an, wirkt positiv auf Kreislauf, bei Leber- und Gallenleiden, Magenkrämpfen, unterstützend bei Diabetes, stärkt **Bauchspeicheldrüse**, unterstützend bei niedrigem Blutdruck, appetitanregend, verdauungsfördernd,

Das Kraut (gesammelt ohne Wurzel zur Blütezeit) wirkt als **Bitterdroge anregend auf die Tätigkeit der Drüsen.** Magensaftproduktion wird ebenso wie Speichelfluss erhöht.

Nicht bei Magen-Darm-Geschwüren,

247. siehe Nr.: 115.
Quellen: 1., 12.,
Wacholder (Junipersus communis)
Harntreibend, blutreinigend, gut für Nieren und Blase, desinfizierend, gegen Harnwegsentzündungen und Harnsteine,

Die Früchte/Beeren (1 EL zerdrückte reife Beeren je Tasse heißes Wasser) fördern die Durchblutung der Schleimhäute und Gewebe des Körpers, **steigern zudem die Wirkung der Körperdrüsen** und sind zudem keimtötend. U.a. regt er die Nierentätigkeit an.

248. siehe Nr.: 69.
Quellen: 9., 12.,
Weißkohl (Brassica leracea) Kohlkopf
magenschleimhausschützend

Innerlich bei Magenleiden, Magenschleimhautentzündung, Magen- und
Zwölffingerdarmgeschwüren, Entzündungen in Dünn- und Dickdarm sowie
bei **Schilddrüsenstörungen**.

2.7. Magen, Darm

Die fett – schwarz gekennzeichneten Kräuter (**Nummer 249 bis 335**) werden bei den Erkrankungen der **Magen, Darm**, die ggf. in Folge des zu hohen Blutdrucks bzw. als Begleiterscheinungen auftreten, empfohlen.

249.
Quellen: 1. 12.,
Angelika / Engelwurz (Angelica archangelica) auch Angelikawurzel oder echte Angelika genannt

Desinfizierend, wirkt als Tee aus getrocknetem Wurzelstock gegen Blähungen, **Magen- und Darmstärkend, bei Magen-Darm-Krämpfen, Magenschwäche**, Desinfizierend, wirkt als Tee aus getrocknetem Wurzelstock gegen Blähungen,
weiße Blüten, dicken gerillten Stängel, Samen und Wurzel werden verwendet,

als Angelikabad lindert es Rheumabeschwerden, Rückenschmerzen, Krämpfe, Koliken und beruhigt von außen auch den **Magen**,

als Kur drei Wochen, länger nur bei medizinischer Betreuung., je Kanne 4 g getrocknete Wurzel als max. Tagesdosis

als Angelikabad lindert es Rheumabeschwerden, Rückenschmerzen, Krämpfe, Koliken und beruhigt von **außen auch den Magen**,

nicht bei Schwangerschaft, erhöht die Empfindlichkeit für Sonnenlicht.

250.
Quellen: 12., 27.,
Apfel (Malus domestica)
Stabilisiert Blutzuckerwerte, senkt wirkungsvoll den Cholesterinspiegel, wirkt gegen Arteriosklerose, entgiftet den **Darm**,

ein Apfel täglich, möglichst deutsche saure bzw. halbsaure Sorten (süße haben zu viel Fruchtzucker), die Ballaststoffe des Apfels senken den Cholesterinwert **und mobilisieren die Darmtätigkeit,**

12(Nummer der Quelle) mtl. ein **Darmentgiftungstag** gegen Arteriosklerose; als Frühstück ein Glas frisch gepresster Apfelsaft mit dem Saft ½ Zitrone, vormittags: 1-2 rohe Äpfel mit Schale, mittags: 1-2 Tassen Apfelschalentee lauwarm mit 1TL Honig und nach1 Stunde 3-4 Äpfel, nachmittags im Abstand von 2 Stunden je ein Glas frisch gepressten Apfelsaft, abends: ein Teller warmes Apfelmus mit 2 TL Honig

27(Nummer der Quelle) kuriert Durchfall sowie Schmerzen und rumpelnde Geräusche im Dünn- und Dickdarm,

251.
Quellen: 27.,
Gemeiner **Baldrian** (valeriana officinalis)
Wurzeln kurieren infektiöse Erkrankungen, Pflanze heilt Krankheiten der Milz, **Magenkrämpfe**, Angina und Rachenentzündungen

252.
Quellen: 27.,
Weißer **Bärenklau** (Herkuleskraut)
beseitigt Schmerzen in den Ohren, kuriert Schleim, Winde,
Magenkrämpfe, Wurzeln kurieren Infektionen durch Mikroorganismen,
beenden Blutungen,

Dieses Kraut der tibetischen Lehre ist hier nicht zu finden. Hier wachsender Bärenklau ist giftig.

253.
Quellen: 9., 27.,
Basilikum (Ocimum basilicum)
Aphrodisierend, antibiotisch, pilztötend, wirksam bei Erkrankungen an Osteoporose, ist ein Lieferant von Eisen für den Körper, hilft **bei Verdauungsproblemen,** stärkt **Verdauungsorgane**, beruhigt die Nerven, lindert Migräne, hilft bei Magenschwäche, Blähungen; ist darmreinigend, gegen Darminfektionen

In der italienischen Küche vielfältig verwendet u.a. im Pesto

254. siehe Nr.: 178.
Quellen: 9., 12.,
Beifuß (Artemisia vulgaris)
Galletreibend, fördert Magensaftproduktion, bei **Magen-,** Galle- und **Darmbeschwerden** als Tee-Aufguss

Beachte: einer der Inhaltsstoffe ist das giftige Thujon, dieses zusammen mit den Inhaltsstoffen Kampfer, Cinel, Psilostachin, Linalool sind für die o.g. Heilwirkungen verantwortlich, deshalb nicht während der Schwangerschaft anwenden und ist ebenfalls nicht für längeren Gebrauch geeignet

255. siehe Nr.: 21.
Quellen: 9., 12., 32.,
Birke (Betula pendula)
Harntreibend, stoffwechselanregend, desinfizierend, scheidet Harnsäure aus, gegen Entzündungen der Harnwege, Blasensteine,

Birkenblätter, gesammelt April-Mai werden als Tee, besser jedoch für Teemischungen bei Nieren-, Blasenbeschwerden und zur Blutreinigung verwendet, sind gegen Entzündungen der Harnwege, **fördert** Gallen- und **Magensaftsekretion,**

als Teekur (mindestens 2 Monate) können Birkenblätter Nierensteine beseitigen, Mittel bei Unterfunktion von Herz, Niere und Leber,

Teemischung: Birken-, Brennnessel-, Efeu- und Malvenblätter, 2:1:1:1, 1 TL je Tasse überbrühen, 10 Minuten ziehen lassen, abseihen, in kleinen Schlucken trinken bei akuten Blasenentzündungen

nicht verwenden bei eingeschränkter Nieren- bzw. Herztätigkeit,

256. siehe Nr.: 22.
Quellen: 1., 3., 12.,

Bockshornklee (Trigonella)

Gegen rheumatische Schmerzen, Stärkungsmittel, unterstützt Leber, sehr gut zur Verbesserung der Gehirntätigkeit (wenn Vergesslichkeit, Gereiztheit, Konzentrationsschwäche, Schlafstörungen, Kopfschmerzen und **Verstopfungen** vorliegen);

zweckmäßig ist in dem Fall aktivierten Bockshornklee aus der Apotheke – drei Kapseln täglich, bei Erschöpfung und Entzündungen 2 Kapseln täglich, ist auch Gewürz mit Selleriegeruch, innerlich bei Altersdiabetes, **Magenschleimhautentzündung**, unzureichender Milchbildung, bei **Verdauungsstörungen**, Gicht und Arthritis,
in der chinesischen Medizin bei Beschwerden, die mit Nieren zusammenhängen (Rückenschmerzen), vorzeitigem Samenerguss, schwachem Geschlechtstrieb, in der Medizin schon 1500 v.d.Z. bekannt,

257.
Brombeerblätter (Rubus fructicosos), siehe Himbeerblätter

258. siehe Nr.: 23.
Quellen: 9., 12.,
Brunnenkresse (Nasturtium officinale)
Galletreibend, antibakteriell, antibiotisch, blutreinigend, bei Leber- und Gallenleiden, Schilddrüsenkropf, greift im **Magen** schädliche Bakterien an, aber lässt Nutzbakterien unbehelligt, regt Drüsentätigkeit an,

Eingesetzt wird die Pflanze als frischer Salat, ausgepresster Saft und getrocknet als Tee;
zu viel des frischen ausgepressten Saftes kann im Ausnahmefall Magen-Darmbeschwerden hervorrufen

Nicht verwenden bei Magen- oder Darmgeschwüren und entzündlichen Nierenerkrankungen

259.
Quellen: 11., 12., 32.,
Dill (Anthum graveolens)
Bakterienhemmend, **verdauungsfördernd**, harntreibend, beugt Knochenschwund vor, verbessert Blutbild, stärkt Immunsystem, blähungstreibend, Mittel gegen Gasansammlungen und Gärungserscheinungen,

260.
Quellen: 1.,
Dinkel (Triticum spelta)

Ideal für Gesunde und Kranke, verwendet bei
Schleimhauterkrankungen, Stoffwechselerkrankungen, Verdauungsstörungen, normalisiert Blutzucker- und Cholesterinwerte,

beachte: Dinkelkörner sollten 1 Stunde vorkochen, dann eine Woche quellen (100 g Dinkelkorn, 200 ml Wasser)

261.
Quellen: 27.,

sibirischer **Drachenkopf** (Dracocephalum peregrinum)
beseitigt Fieber des **Magens**, der Leber, heilt braunen Schleim, sorgt für
die Beseitigung zurückbehaltener Flüssigkeit wegen heißer Zustände, es
sollte vor der Sonnenwende gesammelt werden;

262. siehe Nr.: 25.
Quellen: 1.,
Eberesche (Sorbus aucuparia), auch Vogelbeere genannt
Genutzt werden die Früchte,

Wirkungen: Früchte enthalten viele Zuckerarten, auch Sorbose, der
Diabetikern hilft, wird auch bei Augenerkrankungen verwendet, senkt
Augeninnendruck, enthält hohen Anteil Vitamin C, Galle- und
Leberstärkend, wirkt auf Leberstoffwechsel, **Magen- und Darmtrakt,**

frische Beeren als Saft oder Mus sind leicht abführend, gekochte Beeren
wirken gegen Durchfall

263. siehe Nr.: 26.
Quellen: 1., 12.,
Eiche (Querus robur) Eichenbaum
Virenhemmend, entzündungswidrig, zusammenziehend

Eichenrindentee – Rinde junger Zweige, **keine Borke,**
gegen Magen-, Darmentzündungen, Nieren- Nierenbeckenentzündung,
Leberschwellungen,

beachte: nicht bei viraler Hepatitis anwenden,
Eichenrinde wird bei einigen Autoren wegen der zu starken
Wirkung der Borke für innerliche Anwendung nicht empfohlen –
also keine Borke nehmen!

264. siehe Nr.: 28.
Quellen: 1, 9., 12.,
Enzian (Gentiana lutea)
Verdauungsfördernd, hilft bei Leber- und Gallenleiden,
Magensäuremangel, Blutarmut, appetitanregend, erhöht Speichel- und
Magensaftausscheidung,

wirkt als Tee aus getrocknetem Wurzelstock (Kaltauszug) gegen
Blähungen, regt Gallenproduktion an, **magen- und darmstärkend,**

nicht anwenden bei hohem Blutdruck, Magen- und
Darmgeschwüren, während Schwangerschaft und Stillzeit,

265. siehe Nr.: 29.
Quellen: 1., 9., 12.,
Erdrauch (Fumaria officinalis)
Harntreibend, blutreinigend, fördert Stoffwechsel,

wirkt als Tee (Aufguss) aus getrocknetem blühendem Kraut
Gallesaftanregend, beruhigt den **Darmtrakt**, wirkt gegen **Verstopfung**
und schlechter Verdauung, gegen Leberbeschwerden,

266.

Quellen: 1., 20., 27., 32.,
Fenchel (Foeniculum vulgare)
Durchblutungs- und **verdauungsfördernd**, bei **Bauchschmerzen,
Verdauungsbeschwerden**, Husten, wirkt gegen Blähungen, ist förderlich
bei Erkrankungen des **Magens** und ist hilfreich bei durch Mikroorganismen
ausgelöste Krankheiten, Hilft auch bei Husten, Heiserkeit und
Entzündungen der oberen Bronchien,
Tee: 1 TL überbrühen, 10 Minuten ziehen lassen, 1-2 Tassen täglich bei
Magenbeschwerden,

in der Küche werden Knolle, Blätter und Samen verwandt,

mit Fenchelwasser lassen sich Augen wirksam waschen,

267.
Quellen: 27.,
Fingerkraut (Potentilla aurea)
kuriert schwerwiegende Erkrankungen der weiblichen Brust,
Verdauungsstörungen und Erkrankungen der Lunge, als Tee gegen
Durchfall, wird als Mittel gegen Zuckerkrankheit angesehen, ist hilfreich
für den **Magen-Darm-Trakt**, man nimmt es zum Gurgeln bei
Zahnfleischblutungen und Halsschmerzen,

268. siehe Nr.: 79.
Quellen: 1., 12., 30.,
Frauenmantel (Alchemilla vulgaris),
harntreibend, adstringierend, blutstillend,

30(Nummer der Quelle) Zuckerkranke sollen oft Frauenmanteltee trinken,

verwendet wird das Kraut ohne Wurzel, gesammelt Mai/Juni,
1 EL getrocknetes Kraut auf eine Tasse Wasser, aufkochen, 10 Minuten
ziehen lassen,
regt Nieren an, desinfizierend,
gegen Erkältungen im **Magen**, steigert die Drüsentätigkeit insgesamt, bei
Funktionsstörungen der Nieren, Blähungen

269. siehe Nr.: 30.
Quellen: 1., 9., 12.,
Gänseblümchen (Bellis perennis)
Harntreibend, stoffwechselanregend, reizmildernd,

wirkt als Tee aus getrockneten Blüten gegen Blasen-, Leber-, Nieren- und
Gallenleiden, **Darmentzündungen,** Stoffwechselstörungen, Fettleibigkeit,
Herzerkrankungen

269a.
Gänsefingerkraut (Argentina anserina)
Bei unspezifischen Durchfallerkrankungen und Reizmagen innerlich als
Tee:
2 TL je Tasse überbrühen, 10 Minuten ziehen lassen, 2-3 Tassen je Tag
trinken,

269b.

Galgant (Alpina officinarum)
Krampflösend, bakterienhemmend, entzündungshemmend, bei
Verdauungsbeschwerden, Blähungen, Völlegefühl, **Magen-Darm-Beschwerden,**

Tee: 1 TL Wurzelpulver je Tasse, überbrühen, 5 Minuten ziehen lassen, 30
Minuten vor Hauptmahlzeit je eine Tasse,
nicht bei Magen-Darmgeschwüren

270.
Quellen: 12.,
Gerste (Hordeum vulgare)
Senkt Cholesterinspiegel, entgiftend, schützt vor Kreislauferkrankungen,
hemmen krebserregende Stoffe im Verdauungstrakt, wirksam bei **Magen-, Darmerkrankungen,**

271.
Quellen: 1,
Gundermann (Glechoma hederacea)
wirkt als Tee aus getrocknetem Kraut gegen **Magen-Darmbeschwerden,**

272. siehe Nr.: 32.
Quellen: 1,
Habichtskraut (Hieracium pilosella)
wirkt als Tee aus getrocknetem blühenden Kraut bei Lebererkrankungen,
Magen- und Darmbeschwerden
273. siehe Nr.: 33.
Quellen: 1., 9., 12.,
Hafer (Avena sativa)
Verwendet bei Leber- und Gallenerkrankungen, Stoffwechselstörungen,
senkt Cholesterinspiegel, verbessert **Darmfunktion**, helfen Blut- und
Zellen zu erneuern,

Früchte als Haferflocken bei Ernährungsstörungen, **Magenschwäche;**
wirkt beruhigend, angewandt u.a. bei **Magen-Darm-Störungen**, Leber-
und Gallenleiden, Milz stärkend,

274. siehe Nr.: 35.
Quellen: 1,
Heidekraut (Culluna vulgaris)
Erheblich harntreibend, fördert Tätigkeit des Herzmuskels, erweitert die
Nierengefäße, entzündungswidrig, desinfizierend,

Blüten, aber auch blühendes Kraut, während der Blütezeit gesammelt
(nicht die verholzten Teile) gegen Entzündungen der Nieren und Blase,
Beschwerden der Milz, Leber, bei **Magenkrämpfen** und zur Blutreinigung,
besonders bei Erkrankungen in Folge falscher Ernährung mit zu vielem
tierischem Eiweiß und zu vielen Fettsäuren, Tee ist scharf im Geschmack

Keine Nebenwirkungen

275. siehe Nr.: 36.
Quellen: 1., 4., 9., 11., 12., 13., 17., 24., 30., 32.,
Heidelbeere (Vaccinium myrtillus), Blaubeere

Früchte frisch oder getrocknet bei Rheuma, Gicht, Lebererkrankungen,

Die Früchte (getrocknet und dann aufgekocht) wirken gegen Durchfall, Hämorrhoiden. Frische Früchte helfen gegen Mundfäule und Mundgeruch, Mus, Saft oder Heidelbeerwein **gegen Magen-Darm-Störungen und Entzündungen im Verdauungsapparat,** Saft zum Gurgeln gegen Halsentzündungen,

1(Nummer der Quelle) 1 EL getrocknete Blätter gesammelt bevor Früchte reif sind, gegen Blasen- und Nierenleiden, Entzündungen im Blasenbereich und Verdauungsapparat, gegen Bettnässen im Alter, **Magen-Darmstörungen,**

276.
Quellen: 1., 9., 16., 30.,
Himbeerblätter (Rubus idaeus)
herzstärkend, appetitanregend, getrocknete Blätter, gemischt mit Brombeerblättern wird Zuckerkranken und Rheumakranken als schweißtreibendes Mittel empfohlen, Beachte: Früchte wirken abstillend

1(Nummer der Quelle) Himbeerfrüchte sind für Zuckerkranke heilsam, der Tee aus den Blättern und blühenden Triebspitzen wirkt bei Entzündungen im **Magen- Darmbereich,**

9(Nummer der Quelle) die Teemischung von Erdbeer-, Brombeer- und Himbeerblättern ist eine ideale Teemischung für einen Langzeitgebrauch, keine Nebenwirkungen,

277. siehe Nr.: 37.
Quellen: 1.,
Hirschzunge (Phyllitis scolopendrium)
Getrocknete Farnwedel (am besten zur Zeit der Sporenreife gesammelt und im Schatten getrocknet), bei Erkrankungen der **Leber**, Milz, Entzündungen im Dickdarmbereich, bei Blasenleiden, 5 g auf ½ l Wasser, aufkochen, 10 Minuten ziehen lassen, täglich 2-3 Tassen,

278.
Quellen: 27.,
Honig kuriert Erkrankungen des **Magens**, der Milz,

279.
Quellen: 1.,
Ingwer (Zingiber officinale)
Gegen Arteriosklerose und Blutgefäßverschlüsse, hemmt Zusammenballung von Blutblättchen, hilft bei Husten, Heiserkeit, fördert Bildung von Magensaft, lindert Wetterfühligkeit,
Wurzel gegen **Magenbeschwerden**, Blähungen, Migräne,
Ingwertee bei Magenbeschwerden: dünne Ingwerscheiben 15 Minuten kochen – 3 Tassen pro Tag,

280.
Quellen: 27.,
Joghurt und Molke
erhöhen **Verdauungshitze**, kurieren **Magen**, Milz,

281. siehe Nr.: 130.
Quellen: 12.,
Johannisbeere (Ribes rubum, Ribes nigrum)
Die Frucht der schwarzen und roten Johannisbeere wirken gegen
Arteriosklerose, **Darmstörungen**, hemmen Bakterienwachstum,
regulieren Stuhlgang,

Die Blätter wirken harn- und schweißtreibend, antirheumatisch, reinigend,
wirken bei Blasenkatharr und **Darmentzündungen**,

12.(Nummer der Quelle) 150 ml Kefir und 50 ml Johannisbeersaft
gemischt wirken gegen **Darmentzündungen**,

282. siehe Nr.: 88.
Quellen: 1., 11., 30., 32.,
Kalmus (Acorus calamus)
Beruhigend, antibiotisch, fördert **Magensaftbildung**, **magenstärkend**,
wird bei Steinleiden angewandt, regt Drüsentätigkeit an; förderlich bei
Verdauungsschwierigkeiten, Angina, Halsentzündung, steigert Intelligenz,
ist gut bei Fleischvergiftungen, unterstützen Muskelwachstum,
die Wurzel wird verwandt,

in der Medizin: innerlich bei **Verdauungsbeschwerden** (es hilft bei **der
Verdauung von Milchprodukten**), Bronchitis, Nebenhöhlenentzündung,
hilft bei Getreideunverträglichkeit bei Kindern, heilt Erkrankung der
Bauchspeicheldrüse, hilft der Verdauung bei fehlendem Gallensaft, hilft bei
Magengeschwüren,

verwendet: **Kalmuswurzel**,
bei Langzeitanwendung möglicherweise toxisch/krebserregend, bei
normaler Dosierung ohne Nebenwirkungen,

283. siehe Nr.: 131.
Quellen: 9., 12.,
Kamille (Matricaria recutia)
Entzündungshemmend, desinfizierend, pilz- und bakterientötend,
beruhigend, wundheilend, krampfstillend, blähungstreibend, innerlich bei
Magen-Darm-Störungen, schützt stark **Magenschleimhaut**, hilft bei
dem Heilen von **Magengeschwüren**,

Kamillenblüten werden verwendet als Tee auch gemischt mit Pfefferminze,
Kümmel und Baldrian,

äußerlich als Sitzbad bei Blasenleiden,
Kamillentee (ungesüßt) hilft bei **Magenschleimhautentzündungen
(Rollkur), Magengeschwüren**,

284.
Quellen: 12., 31.,
Kardamom (Elettaraia cardamomum)
verbessert **Verdauungstätigkeit**, wirkt gegen **Blähungen** und
Herzstörungen infolge dessen; regt Kreislauf an;
in der chinesischen Medizin wird Kardamom als Mittel angesehen den
Stoffwechsel zu aktivieren und Erkrankungen auf Grund Übergewicht und
viel sitzender Tätigkeit zu bekämpfen,

insbesondere als Bestandteil der „chinesischen Wärmflasche" (1 Tasse Meersalz stark erhitzen, in ein Baumwolltuch bzw. Taschentuch locker binden, den Bauch mit dem heißen Teil betupfen bis die Abkühlung so weit fortgeschritten ist, daß man diesen Beutel auf den Bauch 2 cm unterhalb des Nabels legen kann), wirkt auch gegen **Magenbeschwerden**,

Kardamom wirkt aphrodisierend,
weißer Kardamom ist gebleichter grüner – den soll man nicht verwenden,

Kradamom harmonisiert den Hormonhaushalt: täglich 1 Glas Milch mit 1 Löffel Honig und 1 1/2 Löffel Kardamom zerstoßen trinken

Kardamomtee für Verdauung und gegen Krämpfe: in einem ½ l Wasser je 1 TL
Kräutertee und Kardamom kochen, 5 Minuten ziehen lassen, je eine Tasse vor Hauptmahlzeit trinken

285.
Quellen: 12., 31.,
Kartoffel (Solanum tuberosum)
Saft aus einer rohen Kartoffeln bildet einen **Schutzfilm über erkrankte Magen- und Darmschleimhaut**, im Krankheitsfall täglich den Saft einer Kartoffel trinken

286. siehe Nr.: 39.
Quellen: 12., 13.,
Kirsche (Prunes avium) Süßkirsche
Kirschen (süße und saure) unterstützen Nierenfunktion, sind
darmregulierend, blutreinigend,
Fruchtstängel der Kirschen als Tee wirken harntreibend und schleimlösend,
Süßkirsche wirkt günstig für Nieren und Leber, blutbildend, fiebersenkend,

Sauerkirsche ist ausgezeichnete **Diätspeise**, wirkt fiebersenkend **und fördert die Aufnahme von Heilmitteln,**

287. siehe Nr.: 6.
Quellen: 1., 5., 9., 30., 32.,
Knoblauch (Allium sativum)
antibiotisch, **blähungstreibend**, gerinnungshemmend,
verdauungsfördernd, zuckersenkend, wirkt gegen Bakterien und Pilze, galletreibend, verbessert Fließeigenschaften des Blutes, blutreinigend, fäulniswidrig, bakterientötend, **regt Drüsen der Verdauung** an, erhöht Gallensaftproduktion, geringfügig blutdrucksenkend, beeinflusst männliche und weibliche Sexualhormon positiv,

kuriert kalte Windkrankheiten, Erkrankungen des Magens und der Nieren, der Leber, zerstört Mikroorganismen, beseitigt Eiter, kuriert Winderkrankungen, **Durchfall, fördert Darmentleerung**, unterstützt Haarwachstum, kuriert Tumore, Hämorrhoiden, Wind-Schleimerkrankungen, Erkältung, Schluckauf, Asthma, Knoblauch bekämpft Mikroorganismen im Kopf,
die Sorte der höchsten Qualität besteht aus einer einzigen ungeteilten Knolle

288.
Quellen: 1., 27.,
Koriander (Coriandrum sativum)
Entgiftet, antibakteriell (Korianderöl).
Früchte als Küchengewürz, Bestandteil von Curry, verwendet bei Kraut-
und Kohlgerichten gegen Blähungen, gegen **Magenerkrankungen,** lindert
Schmerzen, kuriert braunen Schleim im Magen, wirkt bei Magen-Darm-
Beschwerden, hilft besonders Menschen, die an Blähungen, Durchfall,
Reizdarm bzw. chronischen Entzündungen, wie Rheuma leiden

289.
Quellen: 27.,
Kreuzkümmel (Cuminum cyminum)
kuriert Fieber der Lunge, kuriert Erkrankungen im Zusammenhang mit
Verdauungsbeschwerden,
1 TL Kreuzkümmel je ¼ l Wasser (Tasse) 10 Minuten kochen, in kleinen
Schlucken trinken bei Magenbeschwerden

290. siehe Nr.: 41.
Quellen: 1., 9., 12., 32.,
Kümmel (Carum carvi)
Fördert Gallensaftbildung, regt Leber und **Darm** an, hilft **bei**
Verdauungsbeschwerden und –störungen, krampflösend, hilft bei der
Fettverdauung, blähungstreibend, macht schwerverdauliche Speisen
bekömmlicher, Mittel gegen Gärungserscheinungen,

Früchte als Gewürz in der Küche gegen Blähungen, harntreibend, löst
Verschleimung in Magen-, Darmtrakt und Atemwegen, als Tee solo oder
gemischt mit Kamille, Pfefferminze und Tausendgüldenkraut,

291. siehe Nr.: 198.
Quellen: 12.,
Lavendel (Lavandula angustifolia)
Antibakteriell, gegen Krämpfe im Verdauungstrakt, regt Gallefluss an,
stabilisiert Blutzucker, lindert Blähungen, hilft bei **nervösem Reizmagen,**
Darmbeschwerden,

292.
Quellen: 1., 12.,
Lein (Linum usitatissimum)
Samen bzw. Leinöl,
Reguliert Stuhlgang, wirkt sich positiv auf Darmwand und –flora aus,
drängt Fäulnis- und Gärungsprozesse sowie Blähungen zurück, gut nach
Einnahme von Antibiotika, um die **Darmflora wieder herzustellen**, der
hohe Anteil an Ballaststoffen wirkt krebshemmend,

Leinöl erhält einen hohen Anteil an Omega-3-Fettsäuren, verbessert
Blutfettwerte, senkt Chloesterinspiegel, vorrangig das unerwünschte LDL-
Cholesterin, Leinöl und Leinsamen schwächen den Zuckergehalt im Blut,
äußerlich helfen Kompressen aus einem Brei von gestoßenem Leinsamen
mit heißem Wasser gegen Leber- und Gallenkoliken

Beachte: **enthält Blausäure**, die oberhalb von 500 Gramm bei einer
Mahlzeit seine Giftwirkung zeigen könnte; Leinsamen nur aus biologisch

kontrollierten Anbau verwenden, die Pflanze **nimmt Schadstoffe, wie Schwermetalle leicht auf,**

293. siehe Nr.: 45.
Quellen: 1., 3., 5., 9., 10., 11., 12., 13., 16., 22, 23., 24., 26., 27., 30., 32.,

Löwenzahn (Taraxacum officinale)
Löwenzahnblätter und –wurzeln werden getrocknet und als Tee verwandt gegen Gicht, Rheuma, Zuckerkrankheit, Leber- und Gallenerkrankungen, regt alle Drüsentätigkeit an. Man soll die frischen Blätter als Salat essen und häufig den Tee trinken. Für Langzeitanwendungen geeignet. Regt Drüsentätigkeit an, d.h. hilft der Bauchspeicheldrüse, dem **Magen,** dem Speichel im Mund und hilft der Leber und Galle,

Dient der Entgiftung, reinigt Blut, Stoffwechsel anregend, aktiviert **Verdauungsdrüsen**, galletreibend, harntreibend, fördert Gallensekretion,

Wirkungen: bei Leber- und Galleleiden, Gicht, Rheuma, Nierenleiden, Altersschwäche, als Stoffwechselkur, bei Zuckerkrankheit, helfen gegen Verkalkung und Vergreisung
Löwenzahn: stoffwechselanregend, harntreibend, gallenflussfördernd, antirheumatisch,
Löwenzahn heilt Erkrankungen der Galle und des Magens, lindert Krampfattacken durch Vergiftungen,

5(Nummer der Quelle) Löwenzahn-Tee als Frühjahrs- und Herbstkur, auch Löwenzahnwurzel für Tee, mindestens 8-Wochen-Kur, diese Kur regt Galle, Leber und Nieren an, **baut Magensäure neu auf,**

294. siehe Nr.: 8.
Quellen: 12., 30., 31.,
Mais (Zea Mays)
Maisbart (die aus der Blüte heraushängenden Haare)
Harntreibend, Abmagerungs- und Entfettungsmittel, kräftigt, antiseptisch, regt Blutbildung und Immunsystem an, hilft bei **Magenleiden**, hohem Cholesterinspiegel,

294a.
Malve
Entzündungshemmend, gegen Magenbeschwerden, bei Durchfall, bei Erkältungskrankheiten,
Tee: 1 EL je Tasse, mit warmen Wasser übergießen, 5 Minuten ziehen lassen, abseihen,

295. siehe Nr.: 101.
Quellen: 1., 12.,
Meerrettich (Armoracia rusticana)
Antibiotisch, stärkt Abwehrkräfte, aktiviert Stoffwechsel, schwemmt Harnsäure aus, reinigt und entwässert den Körper, regt Drüsentätigkeit im **Magen- und Darmkanal** an,

Wurzel als Gemüse bei Diabetes, dient der Niere, Blase, dem **Magen und Darm** (beispielsweise Meerrettich mit geriebenem Apfel oder Saft eines Apfels und einer Rote-Beete-Rübe vermischt mit Meerrettich frisch – eine Woche lang täglich eine ¼ Tasse trinken),

296. siehe Nr.: 48.
Quellen: 1,
Meisterwurz (Peucedanum ostruthium)
Die Wurzel (geerntet im März oder Oktober, gewaschen, getrocknet, zerkleinert, 1 TL je Tasse Tee) wird bei **Magenstörungen, Blähungen**, Gallenentzündung, Leberleiden und **Verdauungsbeschwerden** verwendet,

297.
Quellen: 27.,
Melasse (ein Zuckerrübenprodukt, in Reformhäusern erhältlich)
sorgt für **Bewegung im Darm, führt zu Durchfall**, vermehrt Fleisch und Urin, Aphrodisiakum,
obwohl im Aussehen und Geschmack ähnlich bitte nicht mit Zuckerrübensirup verwechseln,

298. siehe Nr.: 49.
Quellen: 1., 12.,
Melisse (Melissa officinalis)
Krampflösend, entspannend, hilft bei körperlichen Beschwerden, deren Ursache nervliche Belastungen sind, hemmt Pilzwachstum, wirkt gegen Viren,

Die Blätter werden vor der Blüte geerntet, im Schatten an der Luft getrocknet, 2 TL je Tasse, kochend übergossen, 10 Minuten ziehen lassen, helfen gegen **Magenbeschwerden**, Krämpfen im **Magen und Darmbereich**,
Frisch verwendet man das Kraut zu Salaten, Saucen und Suppen.

Ist in Leber-, **Magen-** und Gallentees enthalten,
Tee bei Bauchschmerzen: Melisse, Kamille, Pfefferminze, 1:1:1, Kreislaufprobleme: Melisse, Rosmarin, 1:1 oder Melisse, Weißdornblüten, Mistelblätter, Rautenkraut, Baldrianwurzel, 3:3:3:2:2,, bei **Magendruck**: Melisse, Gänsefingerkraut, Engelwurz, Kamillenblüten, 1:1:1:1,

299.
Quellen: 1., 12., 30.,
Möhre, (Daucus carota) auch Karotte genannt
zuckersenkend, Träger von Vitamin A, B1, B2, C, Pro-Vitamin A, gegen Sehschwäche, fängt freie Radikale, wirkt senkend auf den Cholesterinspiegel, senkt Blutfettwerte, beschleunigt den Durchgang der Nahrung durch **Dünn- und Dickdarm**, Möhren sind im gegarten bzw. gekochten Zustand wirksamer,

täglich frische Möhren essen, Möhren nicht schälen sondern nur abbürsten!

300.
Quellen: 27,
Natron (NaHCO^3) auch Soda genannt
kuriert **Verdauungstörungen** wegen Einnahme geröstetem Gerstenmehls, **kuriert geblähten Bauch**, tötet Mikroorganismen im

Magen und Dickdarm, beseitigt innerliche Wunden, regulier gestörten Säure-Basenhaushalt,

301. siehe Nr.: 238.
Quellen: 1,
Nelkenwurz (Geum urbanum) auch Benediktenkraut
Die Wurzel und das Kraut werden u.a. als Tee angewendet zur Anregung der Drüsen im **Magen- und Darmbereich**, wirkt gegen Entzündungen.

302. siehe Nr.: 50.
Quellen: 1., 9., 11., 12.,
Odermennig (Agrimonia eupatoria)
Entzündungshemmend, leberstärkend, entzieht schädlichen Bakterien die Nahrungsgrundlagen **im Darm**, gallensaftanregend, **bei Magenerkrankungen, Verdauungsbeschwerden,** Gallenleiden,

Das blühende Kraut wird innerlich als Tee (Aufguss) gegen **Magen-, Darmbeschwerden**, gegen Gallenstauung, Blasen- und Nierenleiden eingesetzt. Es besitzt keine Nebenwirkungen. Äußerlich angewandt hilft es bei Haut- und Rachenentzündungen (letzteres: Gurgeln) verwendet. Mischen kann man den Tee mit Wermut und Bitterklee.

303. siehe Nr.: 10.
Quellen: 1., 12., 24.,
Olive (Olea europaea)
Ölbaum (Olea europaea)
Antiseptisch, adstringierend, fiebersenkend, beruhigend, abführend, lindernd, cholesterinabbauend,

innerlich (Blätter) bei fiebriger Erkrankung, Bluthochdruck, (Öl) Verstopfung und **Magengeschwür**
äußerlich (Öl) bei trockener Haut, Schuppen, (Blätter) Hautabschürfungen,

Die Frucht (Olive) entgiftet, unterstützt Leber, wirkt bei Gicht und Diabetes

Olivenöl und Blätter werden angewendet. Olivenöl wird löffelweise gegen Gallenkoliken verwendet. Je heller und geruchloser das Öl, umso wertloser. Die frischen Blätter des Olivenbaumes (20 Blätter je Tasse) werden gekocht, 10 Minuten ziehen lassen, lauwarm morgens auf nüchternen Magen trinken; helfen gegen Bluthochdruck, **Magen- und Darmbeschwerden.**

304.
Quellen: 1,
Paprika (Capsicum annuum)
Die Frucht wird gegen Blähungen, Verschleimung des **Magens und gegen Darmgärungen** eingesetzt. Sie ist ein gutes Nahrungsmittel bei Zuckerkrankheit.

305. siehe Nr.: 52.
Quellen: 5., 12., 32.,
Pfefferminze (Mentha x piperita)
Wirkt leicht betäubend auf Magenschleimhaut, Tee regt Leber und Galle an, hilft bei **Magenerkrankungen**, unterstützt als Tee **Verdauung** fetter

Stoffe, desinfizierend, verhindert Blähungen, hat leicht anästisierende Eigenschaft,

beachte: ungesüßt trinken! nicht zur Daueranwendung, längere Anwendung reduziert die Wirkung deutlich

306.
Quellen: 12.,
Quitte (Cydonia oblonga)
Gegen **Durchfallerkrankung**, **verdauungsfördernd**, appetitanregend,

307. siehe Nr.: 56.
Quellen: 1., 5., 12., 31.,
Rettich (Raphanus sativus) auch als schwarzer Rettich bezeichnet
Fördert Gallenfluß, verhindert Gallensteine, entgiftet, stoffwechselfördernd, fördert Gallenausscheidung,

Die Wurzel dient als **Nahrungsmittel. Bei Magen-, Darmerkrankungen den Rettich nicht** zu sich nehmen. Er wirkt stark blähend.

308.
Quellen: 27.,
Rhabarber (Rheum palmatum) (das ist nicht der Gartenrhabarber!)
Die Wurzel kuriert Fieber **im Magen, Dünn- und Dickdarm**, beseitigt **Blähungen** und **Verstopfungen**, ist appetitanregend,

309. siehe Nr.: 209.
Quellen: 1., 9., 11., 12.,
Ringelblume (Calendula officinalis)
Wundheilend, entzündungshemmend, keimtötend, antibakteriell, desinfizierend, fördert Bildung von neuem Gewebe, stimuliert die Aktivität der Fresszellen des Immunsystems, regt leicht die Gallensaftproduktion und Lymphfluss an, lindert **gastritische Beschwerden**,

Die Blüten als Tee als Aufguß wirken blutreinigend, bei Gallenbeschwerden und vorbeugend gegen Arteriosklerose,

310. siehe Nr.: 57.
Quellen: 12.,
Roggen (Secale cereale)
Regt **Verdauung und D**arm an, erhöht Stuhlmenge, **beschleunigt Darmpassage** (und reduziert damit die Aufnahmefähigkeit der Inhaltsstoffe), hoher Ballaststoffgehalt,

311. siehe Nr.: 12.
Quellen: 1., 9., 12.,
Rosmarin (Rosmarinus officinalis)
Durchblutungs- und heilungsfördernd, kreislaufstabilisierend, regt Bildung von Gallen- und **Magensaft** an, krampflösend, angewandt bei zu niedrigem Blutdruck, verdauungsfördernd,

Die Blätter (1 TL getrocknete Blätter je Tasse) wirken blutdruckerhöhend und kreislauffördernd. Nicht abends einsetzen, weil die anregende Wirkung das Einschlafen verhindert. Dient als Gewürz in der Küche.

312.
Quellen: 9., 12., 27.,
Salbei (Salvia officinalis)
Desinfizierend, keimhemmend, entzündungshemmend, schweißhemmend, blutreinigend, antiseptisch,

Die Blätter werden als Küchengewürz und Tee verwendet. Innerlich als Tee **bei Magen-, Darm- und Darmschleimhautentzündungen**, äußerlich bei Hals- und Zahnfleischentzündungen angewandt.
Bei Quelle 27. Wird der Wiesensalbei (Salvia pratensis) verwendet: kuriert Zähne und Mundraum, Krankheiten des Magens, Fieber der Leber,

Tee bei Darmproblemen: 1 TL je Tasse überbrühen, 10 Minuten ziehen lassen, 2-3 Tassen täglich,

bei grippalen Infekten: 1 TL in einer Tasse Milch aufkochen, 3 Minuten ziehen lassen,

313. siehe Nr.: 58.
Quellen: 1,
Sauerdorn (Berberis vulgaris)
Die Früchte, Blätter und Wurzelrinde werden verwendet.

Das **enthaltene Berberin ist in größeren Mengen giftig**. In den Blättern und der Wurzelrinde ist der Anteil an Berberin deutlich höher als in der Frucht. Aus den Blättern (gesammelt im Juni) wird ein Tee zubereitet. 1 TL auf einen Liter Wasser. Für die Wurzelrinde gilt Gleiches (nur das Sammeln erfolgt im November).

Der Tee hilft gegen **Magenkrankheiten**, Leberstauung, mangelnde Gallensaftbildung und Nierenleiden. Nur sehr kurze Zeit den Tee trinken. Die Früchte enthalten viele Vitamine, Fruchtsäuren und viel Zucker. Die Marmelade bzw. der Saft ist auch für Kinder ungefährlich. Bei Diabetes den Zuckeranteil der Frucht beachten.

314. siehe Nr.: 107.
Quellen: 1., 9., 11., 12., 16.,
Schafgarbe (Achillea millefolium)
verdauungsfördernd, blutgerinnungsfördernd, entzündungshemmend, adstringierend, harn- und schweißtreibend, blutstillend, regt Produktion von **Magensaft** und den Stoffwechsel an, verwandt bei Gallenleiden, **Magen- und Darmbeschwerden**, galle-, harn- und blähungstreibend, blutgerinnungsfördernd, angewandt bei Steinleiden,

Das Kraut und die Blüten (am ehesten Juni bis September gesammelt, getrocknet) ergeben einen Tee (2 TL je Tasse, heiß übergossen), der Nieren anregt, Blutungen im Darm, Magen, Lunge, Blase, Gebärmutter, Harnleiter und Nieren stillt. In doppelter Konzentration hergestellt und ins Badewasser getan erfüllt der Badezusatz die gleiche Funktion. Beides zusammen anwenden ist optimal.

Nebenwirkungen in Form von juckenden Hautausschlägen sind als Ausnahmefall bekannt. Jedoch wird empfohlen nicht in größeren Mengen oder längere Zeit dieses Kraut anzuwenden

315. siehe Nr.: 109.
Quellen: 1., 9., 12.,
Schlehdorn (Prunus spinosa)
Harntreibend, abführend, Früchte wirken zusätzlich zusammenziehend,

Verwendet werden Blüten und Früchte.
Aus den Früchten, geerntet nach den ersten Frösten, wird Marmelade
hergestellt. Diese sind appetitanregend.
Aus getrockneten Blüten (2 TL je Tasse, heiß übergossen) wird Tee
bereitet, der bei **Magen- und Darmkrämpfen**, Nieren- und
Blasensteinen, verzögerter Monatsblutung Abhilfe schafft.

Nebenwirkungen sind nicht bekannt.

316. siehe Nr.: 214.
Quellen: 12.,
Schwarzkümmel (Nigella sativa)
Verdauungsfördernd, unterstützen Abwehrsystem, harmonisieren
fehlorientiertes Abwehrsystem,
Samen des Schwarzkümmels werden in der Küche als Gewürz verwandt.
Er wird auch als echter Schwarzkümmel bezeichnet. Er regt als Gewürz in
Speisen **Mage**n- und Gallensäfte an. Als Tee (1 TL zerstoßener Samen je
Tasse, mit heißem Wasser aufbrühen) wirkt er bei **Magenkrämpfen,
Magenschmerzen**, Gallenkoliken, Blähungen.

Er wurde als Allheilmittel vom Begründer des Islam, Mohammed, bekannt
gemacht. Nicht verwechseln mit: **Schwarzkümmel** (Nigella damascena)
siehe Nr. 7.

317. siehe Nr.: 60.
Quellen: 30.,
Schwertlilie (Iris germanica)
Der Wurzelstock getrocknet wird auch als Tee verwendet. Er wird kalt
aufgesetzt (1 TL je Tasse). Über Nacht weicht und zieht er kalt. Morgens
wird er leicht erwärmt getrunken. Er regt die Bauchspeicheldrüse an, wird
bei **Magenverstimmung, Darmbeschwerden**, Druck in der Leber und
im Gallenbereich getrunken.
Samen der Schwertlilie kuriert **Magenkrämpfe**, tötet Mikroorganismen ab,
bindet Gifte bei Vergiftungen, heilt durch Mikroorganismen hervorgerufene
Erkrankungen, beseitigt entartete Muskulatur, heilt Wunden,

318. siehe Nr.: 61.
Quellen: 1., 30.,
Seifenkraut (Saponiaria officinalis)

Verwendet werden das Kraut und die Wurzel.
Das Kraut setzt man als Tee gegen trockenen Husten ein.
Die getrocknete Wurzel (als Ganzes) lässt man zerkleinert für 5-6 Stunden
in kaltem Wasser ziehen. Dann wird das Aufgesetzte gekocht und
ausgepresst. Dieser Tee regt die Drüsen im Körper an. Er wird verwendet
bei Unterfunktion der Bauchspeicheldrüse. Vor allem bei Zuckerkranken
zeigt dieser Tee Heilungserfolge. Auch Leber, Galle, **Magen und Darm**
werden angeregt.

319.

Quellen: 1., 9., 12., 16., 20.,
Spitzwegerich (Plantago lanceolata)
Breitwegerich (Plantago major) auch Großer Wegerich besitzt analoge Wirkung
Flohkrat (Plantago psyllium) gehört zu dieser Gruppe (Name wegen des flohähnlichen Aussehens der Samen)

Entzündungswidrig, antibakteriell, blutreinigend,

Verwendet werden die Blätter. Frisch in Salaten kann er in der Küche verwandt werden. Neben vielen anderen Wirkungen hilft er auch **bei Beschwerden von Magen und Darm**, ist kreislauffördernd und regt die Blutbildung an.

Spitzwegerichsamen hilft den Stuhl gängig zu machen, auch bei **künstlichen Darmausgang**, Reizmagen,

Tee: 2 TL je Tasse überbrühen, 10 Minuten ziehen lassen, abseihen, 1 Tasse täglich

320.
Quellen: 27.,
Stinkasant (Ferula Asa foetida) also das Gummiharz der Pflanze aus dem Iran,
kuriert durch Mikroorganismen verursachte Krankheiten, Wind-Krankheiten des Herzens, **unterstützt Verdauung** von Nahrungsmitteln,
siehe auch Hahnemanns Apothekerlexikon

321. siehe Nr.: 63.
Quellen: 1., 12.,
Süßholz (Glycyrrhiza glabra)
Entzündungs- und keimhemmend, antiallergisch, schmerzstillend,

Die Wurzel von Süßholz wird nicht nur für Lakritze verwendet. Sie dient als Heiltee auch zur Blutreinigung, zur Anregung des Stoffwechsels, als harntreibender Tee, **verdauungsfördernd**, als unterstützendes Mittel gegen Geschwüre des **Magens und Zwölffingerdarms**, wirksam bei **Magenschleimhautentzündungen**.

Nicht bei Bluthochdruck, Leber- und Nierenerkrankungen und nicht in der Schwangerschaft; längere Einnahme erhöht den Natriumspiegel und senkt den Kaliumspiegel im Blut,

322. siehe Nr.: 64.
Quellen: 1., 5., 9., 12.,
Tausendgüldenkraut (Centaurium minus)
Verdauungsfördernd, regt Bildung von Gallen- und **Magensaft** an, wirkt positiv auf Kreislauf, bei Leber- und Gallenleiden, **Magenkrämpfen**, unterstützend bei Diabetes, stärkt Bauchspeicheldrüse, unterstützend bei niedrigem Blutdruck, appetitanregend, verdauungsfördernd,

Das Kraut (gesammelt ohne Wurzel zur Blütezeit) wirkt als Bitterdroge anregend auf die Tätigkeit der Drüsen. Magensaftproduktion wird ebenso wie Speichelfluss erhöht. Der Tee wird kalt angesetzt, zieht kalt 5-6 Stunden und wird nicht erhitzt, sondern zimmerwarm getrunken. Er regt den Magen an, ist ein Mittel gegen Magersucht, wird auch gegen Fettsucht angewendet, regelt die Verdauung, wirkt gegen Magenkatarrh.

Nicht bei Magen-Darm-Geschwüren,

323. siehe Nr.: 65.
Quellen: 1.,
Teufelsabbiß (Succisa pratensis)
Das Kraut der Moorpflanze wird in der Blütezeit gesammelt. 2 TL je Tasse kalt angesetzt, aufgekocht, abgeseiht wird **gegen Magen- und Darmerkrankungen**, als Mittel zur Anregung der Leber- und Gallentätigkeit verwendet. Er hilft auch **gegen Darmwürmer**.

324.
Quellen: 1.,
Tintenbaum, ostindischer (Semecarpus anacardium) auch Markfruchtbaum genannt
kuriert ansteckende Krankheiten des **Magens**, drainiert Lymphfüssigkeit, heilt Lymphknoten, die Berührung der Frucht kuriert Vergiftungen und Geschlechtskrankheiten,

beachte – bitte Einnahme **nur in homöopathischen Dosen**, möglichst in Abstimmung mit einem Homöopathen oder Arzt, wirkt sehr breit, gegen psychische Erkrankungen, auch gegen Zuckererkrankungen, schon **die Berührung kann zu Verbrennungserscheinungen** 2. Grades führen!

325. sieh Nr.: 158.
Quellen: 1., 12.,
Thymian (Thymus vulgaris) auch Gartenthymian genannt
Antibiotisch, **heilt Darminfektionen**,

Die Blätter, Blüten und das Kraut werden verwendet. Als Küchengewürz ist das Kraut bekannt. Die oberen Teile des Halbstrauches enthalten viele Wirkstoffe und werden u.a. bei infektiösen Erkrankungen der Harnwege, des **Magens und Darmtraktes** verwendet.

326.
Quellen: 1,
Ulme (Ulmus minor)
Die Rinde der Ulme (**eine geschützte stark bedrohte Pflanze!)** enthält Stoffe, die gegen Entzündungen der Schleimhäute wirksam sind, schmerzlindernd und heilend wirken. Getrocknet, pulverisiert (2 TL je Tasse mit kaltem Wasser angesetzt, aufgekocht, kurz ziehen lassen, er wirkt u.a. bei Entzündungen der **Magen- und Darmschleimhäute**. Äußerlich anwendbar bei Hämorrhoiden.

327. siehe Nr.: 114.
Quellen: 1.,
Vogelknöterich (Polygonum aviculare)
Das Kraut wird in der Blütezeit gesammelt, getrocknet, 2 TL je Tasse kalt aufgesetzt, aufgekocht, abgeseiht wird der Tee unterstützend zur Behandlung von **Darmblutungen** getrunken. Er wirkt u.a. gegen **Darmentzündungen**, Blasen- und Nierenbeschwerden, Harngrieß und Steinen sowie Hämorrhoiden eingesetzt.

328. siehe Nr.: 66.
Quellen: 1., 5., 9., 12.,
Walderdbeere (Fragaria vesca)

Die Früchte, Blätter und Wurzel werden verwendet.
Die Früchte regen die Leber und Galle an, haben einen hohen Anteil an
Vitamin C.
Die Blätter wirken umso mehr je später sie im Jahr gesammelt werden.
Gleiches gilt für die Wurzel.

Getrocknet (2 TL je Tasse kalt angesetzt, aufgekocht, helfen u.a. **bei
Magen- und Darmstörungen**, sind blutreinigend, helfen bei nervösen
Beschwerden, helfen aus „dicken Beinen" Wasser auszuscheiden.

329.
Quellen: 9., 12.,
Walnuss (Juglans regia)
Entzündungshemmend, blutreinigend,

Die Walnussblätter (geerntet und rasch getrocknet im Juni) werden als Tee
(zum Teil kombiniert mit Stiefmütterchenkraut) innerlich als
Blutreinigungsmittel, zur Anregung des Lymphflusses und bei **Magen-
Darmstörungen** genutzt;

330. siehe Nr.: 68.
Quellen: 1., 9.,
Wegwarte (Cichorium intybus)
Verdauungsfördernd, harntreibend,

Das Kraut (geerntet während der Blütezeit) und die Wurzel (geerntet vor
der Blütezeit) werden verwendet. Der mit Wasser gut verdünnte Saft
frischer Wurzeln ist schweißtreibend und harnfördernd und hilft bei
Beschwerden im Magen- Darmbereich.
Der Tee aus blühendem Kraut hilft **bei Magen- und Darmbeschwerden**,
inneren Entzündungen, Leberschwellung. Analog wirkt die Wurzel (langsam
getrocknet, 20 g je Tasse). Sie reinigt Magen, Darm, regt Leber und Galle
an und hilft bei Milzbeschwerden.

Bekannt ist die Pflanze als Kaffee-Ersatz „Zichorienkaffee".

331. siehe Nr.: 69.
Quellen: 9., 12.,
Weißkohl (Brassica leracea) Kohlkopf
magenschleimhausschützend

Weißkraut wird in der Küche verwandt. Innerlich bei **Magenleiden**,
**Magenschleimhautentzündung, Magen- und
Zwölffingerdarmgeschwüren, Entzündungen in Dünn- und
Dickdarm** sowie bei Schilddrüsenstörungen.

Vitamin U (Anti-Ulkus-Faktor) hat wissenschaftlich nachgewiesene
krebshemmende Eigenschaften. Daneben enthält Weißkohl, wie alle
Kohlarten Indol-3-Carbinol. Indol-3-Carbinol gilt ebenfalls als
krebshemmend und wirkt als Antioxidans. **Broccoli** enthält besonders viel
Indol-3-Carbinol. Dies greift in den Östrogenstoffwechsel ein. Ist auch

wirksam bei Brustkrebs, Gebärmutterhalskrebs, bei Frauen auch gegen Lungenkrebs, allgemein bei Dickdarmkrebs und bei Männern bei Prostatakrebs.

Sauerkraut ist ein sehr gutes Heilmittel, wirkt entgiftend, antibakteriell, stärkt Abwehrkräfte,
ist bei Leber- und **Magenbeschwerden** hilfreich,

332. siehe Nr.: 70.
Quellen: 1., 5., 9., 12., 17.,
Wermut (Artemisia absinthium)
Magensaftbildend, stärkt Galle, hilft der Leber, gegen zu niedrigen Blutdruck, steigert Abwehrkräfte, **regt Magensaftbildung** an,

Das Kraut (während der Blütezeit geerntet) hilft bei Gallensteinen, **Blähungen, Völlegefühl**, ungenügendem Gallenfluss, Nierengrieß, steigert die Durchblutung, begünstigt den Stoffwechsel und wird bei Fettsucht und Stoffwechselstörungen verwandt (1 TL je Tasse aufbrühen und 10 Minuten ziehen lassen). Dreimal eine Tasse täglich den bitteren Tee trinken (nicht gesüßt).

Als Mischung bei Tees werden Pfefferminze, Tausendgüldenkraut und Melissenblätter empfohlen.

Nicht bei Magen- Darmgeschwüren anwenden.

333. siehe Nr.: 16.
Quellen: 12.,
Zimt, (Cinnamomum zeylanicum)
Antiseptisch, lösen Spannungen der glatten **Darmmuskulatur,** kreislaufanregend, **Heilgewürz bei Entzündungen des Darms**, bei Kreislaufschwäche, niedrigem Blutdruck, **gegen Darmparasiten**, senkt Blutzuckerspiegel, regulierend bei hohem Blutdruck,

beachte: nicht in der Schwangerschaft, nicht bei Magen- und Darmgeschwüren, zu hohe Dosierung kann zu allergischen Reaktionen führen,

Zimtbaum (cinnamomum tamala)
kuriert kalte Windkrankheiten des Magens und Eiter der Lungen, beendet **Durchfall,**

334.
Quellen: 12.,
Zitrone (Citrus limon)
Keimtötend, entschlackend, entgiftend, appetithemmend, hilft beim Abnehmen, **Magen**- und verdauungsstärkend, blähungs- und entzündungswidrig, äußerlich desinfizierend,

nicht verwenden bei **Magenschleimhautentzündungen**

335. siehe Nr.: 71.
Quellen: 1., 9., 12., 30.,

Zwiebel (Allium cepa)
Zuckersenkend, antibiotisch, entzündungshemmend, senkt Blutfettwerte, harntreibend,

frische Zwiebel auf Brot senkt Zuckerspiegel; Zwiebel roh, geraten oder gekocht wirken gegen **Darminfektionen**, sind wasser- und harntreibend; regelt Tätigkeit von **Magen, Darm**, Leber, Galle, Bauchspeicheldrüse an, Herzschutzmittel, senkt Cholesterinspiegel, wirkt gegen Arterienverkalkung, Zwiebel ist eine der zinkreichsten Gemüse, Zink aktiviert Enzyme der Bauchspeicheldrüse, der Netzhaut des Auges,

3.0. Kräuter zur Behandlung von Diabetes Wirkungen, Verwendungen, Rezepte, Behandlungstips,

Die fett – schwarz gekennzeichneten Kräuter (**Nummer 336 bis 372**) werden bei Diabetes-Erkrankungen (ergänzend und in Abstimmung mit dem Arzt) empfohlen.

336. siehe Nr.: 250.
Quellen: 12.,
Apfel (Malus domestica)
Stabilisiert Blutzuckerwerte, senkt wirkungsvoll den Cholesterinspiegel, wirkt gegen Arteriosklerose, entgiften den Darm,

ein Apfel täglich, möglichst deutsche saure bzw. halbsaure Sorten (süße haben zu viel Fruchtzucker), die Ballaststoffe des Apfels senken den Cholesterinwert und mobilisieren die Darmtätigkeit,

12(Nummer der Quelle) mtl. Darmentgiftungstag gegen Arteriosklerose; als Frühstück ein Glas frisch gepresster Apfelsaft mit dem Saft ½ Zitrone, vormittags: 1-2 rohe Äpfel mit Schale, mittags: 1-2 Tassen Apfelschalentee lauwarm mit 1TL Honig und nach1 Stunde 3-4 Äpfel, nachmittags im Abstand von 2 Stunden je ein Glas frisch gepressten Apfelsaft, abends: ein Teller warmes Apfelmus mit 2 TL Honig

337. siehe Nr.: 19.
Quellen: 1., 5., 12.,
Artischocke (Cynara scolymus)
Artischockenboden
Antiseptisch, blutfettsenkend, regen Leber und Nieren an, wirken entgiftend, regenerieren die Verdauungsorgane, wirken gegen Gallenstörungen, senken Cholesterinspiegel, entgiftet Leberzellen, stimuliert Gallenabsonderungen, hemmt Gallensteinbildung, baut Blutfette ab,

Verwendet werden die in der Küche die Blütenköpfe, sie werden nicht nur bei **Zuckerkrankheit gern gegessen**

medizinisch verwendet werden die wirksamere Wurzeln und Blätter sowohl für Fertigpräparate als auch die getrockneten Blätter für Tee:
12(Nummer der Quelle) Artischockenblätter, Pfefferminze, 3:2, 1 TL je Tasse, aufbrühen, 10 Minuten ziehen lassen, abseihen, 4-6 Wochen 2-3 Tassen täglich ungesüßt in kleinen Schlucken nach den Mahlzeiten trinken,

338. siehe Nr.: 1
Quellen: 1., 9., 12., 13.,
Bärlauch (Allium ursinum) wilder Knoblauch, manchmal auch als Bärenlauch bezeichnet
Zuckersenkend, galletreibend, verdauungsfördernd, cholesterinsenkend, blutdrucksenkend, gegen Arteriosklerose,

frisch auf Brot senkt **Zuckerspiegel**, wirkt gegen Arteriosklerose, Fettstoffwechselstörungen, leitet Gifte aus dem Körper, wirkt gegen

Bluthochdruck, es gibt diverse Rezepte mit Bärlauch wie Bärlauch-Omelett, Bärlauch als Bestandteil von Teigwaren

verwendet wird das Kraut zu Wildgemüse in Salaten und Suppen sowie getrocknet als Tee,

beachte: beim Sammeln auf den Knoblauchgeruch achten, damit die Pflanze nicht mit den Blättern der giftigen Maiglöckchen verwechselt wird,

339.
Quellen: 30.,
Beinwurz, (die wildwachsende Form der Schwarzwurzel)
30(Nummer der Quelle) wird als Diätgemüse bei **Diabetes** empfohlen; kann auch mit reichlich Fett und Semmelbrösel verzehrt werden

340. siehe Nr.: 22.
Quellen: 1., 3., 12.,
Bockshornklee (Trigonella)

Gegen rheumatische Schmerzen, Stärkungsmittel, unterstützt Leber, sehr gut zur Verbesserung der Gehirntätigkeit (wenn Vergesslichkeit, Gereiztheit, Konzentrationsschwäche, Schlafstörungen, Kopfschmerzen und Verstopfungen vorliegen); zweckmäßig ist in dem Fall aktivierten Bockshornklee aus der Apotheke – drei Kapseln täglich, bei Erschöpfung und Entzündungen 2 Kapseln täglich, ist auch Gewürz mit Selleriegeruch, **innerlich bei Altersdiabetes**, Magenschleimhautentzündung, unzureichender Milchbildung, bei Verdauungsstörungen, Gicht und Arthritis,
in der chinesischen Medizin bei Beschwerden, die mit Nieren zusammenhängen (Rückenschmerzen), vorzeitigem Samenerguss, schwachem Geschlechtstrieb, in der Medizin schon 1500 v.d.Z. bekannt,

1(Nummer der Quelle) Samen innerlich genommen wird bei **Zuckerkrankheit** verwendet

3(Nummer der Quelle) Küche – Samensprossen für Salate, stärkt Leber, Nieren, Fortpflanzungsorgane,

341. siehe Nr. 75.
Quellen: 1., 8., 9., 11., 12.,
Bohnenhülse (Phaseolus vulgaris)
zuckersenkend, wassertreibend, harntreibend

verwendeter Bestandteil: Bohnenhülse der Gartenbohne, trocknen, nach Trocknen nur innen weiß- glänzende Teile verwenden,

Wirkungen: gegen Harnsteine, Harngrieß, Katarrh der Harnwege, **Zuckerkrankheit**, Rheuma, Gicht, Hautunreinheiten, Bestandteil von Blutreinigungstees,

Verwendung: Bohnenschalentee, Gemüse, heißes Bohnenmehl (Stangenbohnen), äußerlich gegen Rheuma und Gicht, Bohnenschalen sind Bestandteil von Teemischungen,

1(Nummer der Quelle) 1 TL je Tasse, kalt aufgesetzte Bohnenschale, aufgekocht, kurz ziehen lassen, wirkt bei allen Nieren- und Blasenbeschwerden, wirkt gegen Steine, wird bei **Zuckerkrankheit** zur Verbesserung der Situation verwendet,

27(Nummer der Quelle) **Puffbohne/Saubohne** – kurieren Schleim-Wind-Krankheiten, treiben Sputum heraus, zerstören Steine, die durch Erkrankungen des Spermas entstehen, kurieren Hämorrhoiden, mehren Blut und Galle, unterstützen Wachstum der Zähne

beachte: die kurze Zeit des Andünstens von grünen Bohnen zerstört die Giftstoffe der grünen Bohne nicht. Diese Speise sollte besonders bei geschädigten Funktionseinheiten des Ernährungssystems gemieden werden.

342. siehe Nr.: 2.
Quellen: 9., 12., 17., 30.,
Brennnessel (Urtica dioica)
Brennnesselblätter (frisch oder getrocknet).
Innerlich zur unterstützenden Behandlung bei **Diabetes,** blutreinigend,

verwendeter Bestandteil: Kraut, Blätter, Kraut, also mit Stiel,

Entzündungshemmend, verbessert den Stoffwechsel, harntreibend, blutbildend, blutreinigend, Stoffwechsel anregend, schmerzlindernd, potenzstärkend, ausschwemmend, **senkt Blutzuckerspiegel,** gegen Eisenmangel, blutdrucksenkend,

Verwendung: als Tee, in Teemischungen, Wildgemüse, Saft, Salat, Umschläge

Nebenwirkungen: keine

gegen Diabetes:

3(Nummer der Quelle) in der Küche in gehackter Form für Salat, Suppen, getrocknet für Tee,

5(Nummer der Quelle) Brennnesseltee (1 Löffel Brennnesselkraut auf ¼ Liter Wasser) – 4-8 Wochen 3 Tassen täglich, wirkt blutreinigend bei 4 Wochen täglich 3 mal 2 Tassen

Tee -> 5-8 Tassen täglich; je Tasse 1,5 g Trockenmasse. Bei bakteriellen und entzündlichen Erkrankungen als Spülung, jedoch dies **nicht bei Herz- oder Nierenerkrankung.** Frisch nur Pflanzen unter 10 cm verwenden, da hat sich die Oxalsäure noch nicht gebildet.

7(Nummer der Quelle) Brennnesselsuppe: Brennnesselblätter in Salzwasser weichkochen, grob hacken, in Butter andünsten, mit Brühe auffüllen, weichgekochte Kartoffeln zugeben, damit Suppe sämig wird, mit Dill, Salz und Pfeffer abschmecken

12(Nummer der Quelle) Tee bei Bluthochdruck: Brennnessel, Stiefmütterchen, Goldrute, Löwenzahnwurzel, 3:5:2:2, 1 TL je Tasse überbrühen, 10 Minuten ziehen lassen, abseihen, früh und abends je eine Tasse als Kur von 4-6 Wochen

13(Nummer der Quelle) Brennnesselsuppe: 2 handvoll Brennnesseln, 1 Zwiebel, 200 g Wurzelgemüse, Salz, Pfeffer, ¼ Würzel Brühe, ¼ l Sahne, 1 Eigelb, 1 EL Mehl, 1 EL Zitronensaft, Schnittlauch
13(Nummer der Quelle) Kartoffelsuppe mit Brennnesseln: 300 g Kartoffeln, 1 Zwiebel, 2 handvoll Brennnesseln, 3 EL Mehl, 2 Knoblauchzehen, Kümmel, Pfeffer, Salz, 25 g Butter. Kartoffeln; Zwiebel, Knoblauch kochen, goldgelb angeschwitztes Mehl zugeben, andicken, feingewiegte Brennessel zugeben, mit Butter, Petersilie und Gewürzen abschmecken

7(Nummer der Quelle) gebackene Brennnesselblätter als Suppeneinlage: Brennnesselblätter leicht auf einem Brett klopfen, mit Salz bestreuen, Saft ziehen lassen, Eierkuchenteig aus Mehl, Milch, Eiern, Backpulver, Salz zubereiten, Blätter hineintauchen und diese in heißem Öl goldgelb ausbacken; Blätter danach grob hacken und mit restlichem Eierkuchenteig vermischen, Eierkuchen ausbacken, zusammenrollen, in feine Streifen schneiden und als Suppeneinlage verwenden,

7(Nummer der Quelle) Brennnessel-Soja-Bratling: 350 g junge Brennnesselblätter, 50 g Spinatblätter, 5 EL Sojamehl, 3 Eiweiß, 1 Prise Salz und Muskatnuss, Öl; Blätter zusammen fein zerkleinert, mit anderen Zutaten vermischt; Salz und Muskat sparsam verwenden, handtellergroße Bratlinge formen, in heißen Fett auf beiden Seiten gut durchbraten, Servieren zu Kartoffelbrei, Rohkostsalaten oder/und Butterbroten; auch als Beilage zu Fleischgerichten,

13(Nummer der Quelle) Brennnesselnudeln: 2 Eier, 2 EL Milch, 3 EL geschnittene Brennnesseln, 3 EL Mehl, Butter, Curry und Salz, Nudeln bereiten, trocknen, vielfältig verwenden

13(Nummer der Quelle) Brennnesselspinat: 1 Zwiebel u. 2 Knoblauchzehen schneiden, mit Mehl und Butter (je 2 EL) anschwitzen, ¼ l Milch zugeben, mit Salz, Pfeffer, Muskat würzen, mit Ei andicken, servieren zu Salzkartoffeln, Ei und/oder Fleisch

17(Nummer der Quelle) die Bauchspeicheldrüse wird abgeregt durch einen Tee aus: Faulbaumrinde, Brennnesselblätter, Angelikawurzel, Wacholderbeeren, Tausendgüldenkraut, Melissenblätter, 1:1:1:1:1, 1 EL mit kalten Wasser ansetzen, aufkochen, 2 * eine Tasse täglich,

343. siehe Nr.: 257.
Brombeerblätter – siehe Himbeerblätter

344. siehe Nr.: 260.
Quellen: 1.,
Dinkel (Triticum spelta)

Ideal für Gesunde und Kranke, verwendet bei Schleimhauterkrankungen, Stoffwechselerkrankungen, Verdauungsstörungen, normalisiert **Blutzucker-** und Cholesterinwerte, beachte: Dinkelkörner sollten 1 Stunde vorkochen, dann eine Woche quellen (100 g Dinkelkorn, 200 ml Wasser)

345. siehe Nr.: 25.
Quellen: 1.,
Eberesche (Sorbus aucuparia), auch Vogelbeere genannt
Genutzt werden die Früchte,

Wirkungen: Früchte enthalten viele Zuckerarten, auch Sorbose, der **Diabetikern** hilft, wird auch bei Augenerkrankungen verwendet, senkt Augeninnendruck, enthält hohen Anteil Vitamin C, Galle- und Leberstärkend, wirkt auf Leberstoffwechsel, Magen- und Darmtrakt,

frische Beeren als Saft oder Mus sind leicht abführend, gekochte Beeren wirken gegen Durchfall

346. siehe Nr.: 79.
Quellen: 1., 12., 30.,
Frauenmantel (Alchemilla vulgaris),
harntreibend, adstringierend, blutstillend,

30(Nummer der Quelle) **Zuckerkranke** sollen oft Frauenmanteltee trinken,

verwendet wird das Kraut ohne Wurzel, gesammelt Mai/Juni,
1 EL getrocknetes Kraut auf eine Tasse Wasser, aufkochen, 10 Minuten ziehen lassen,
regt Nieren an, desinfizierend,
gegen Erkältungen im Magen, steigert die Drüsentätigkeit insgesamt, bei Funktionsstörungen der Nieren, Blähungen

347. siehe Nr.: 230.
Quellen: 1., 11., 12.,
Geißraute (Galega officinalis)
Blutzuckersenkend, harntreibend, Appetit zügelnd, wirkt auf die Langerhansschen Inseln (Teile der **Bauchspeicheldrüse**)

nur getrocknet als Tee anwenden,

wirkt als Tee aus getrockneten Blättern und Samen (1 TL je Tasse überbrühen, 12 Minuten ziehen lassen) besonders bei **Alterszucker** in nachfolgenden Teemischungen:

Tee: Blätter+Samen der Geißraute, Schalen grüner Bohnen, Heidelbeerblätter, Pfefferminze 1:1:1:1

Tee: Blätter+Samen der Geißraute, Schalen grüner Bohnen, Heidelbeerblätter, Löwenzahnkraut bzw. -wurzel 1:1:1:1

11(Nummer der Quelle) kann giftig wirken, wird nicht mehr angewendet,
12(Nummer der Quelle) von alters her bekannt als Mittel gegen Zuckerkrankheit,

348. siehe Nr.: 82.
Quellen: 12., 30.,

Gurke (Cucumis sativus)
Frische Gurke wirkt **zuckersenkend,** stuhlregulierend, harntreibend,
wirksam bei Gicht, Nieren- und Blasensteinen, Gurken enthalten
insulinähnlichen Stoffe,

geeignet für Diät und Frühjahrskur,

30(Nummer der Quelle) der Saft frischer Gurken ist zuckersenkend

349. siehe Nr.: 276.
Quellen: 1., 9., 16., 30.,
Himbeerblätter (Rubus idaeus) Brombeere (Rubus fructicosos)
herzstärkend, appetitanregend, getrocknete Blätter, gemischt mit
Brombeerblättern wird **Zuckerkranken** und Rheumakranken als
schweißtreibendes Mittel empfohlen, Beachte: Früchte wirken abstillend

1(Nummer der Quelle) Himbeerfrüchte sind für **Zuckerkranke** heilsam,
der Tee aus den Blättern und blühenden Triebspitzen wirkt bei
Entzündungen im Magen- Darmbereich,

9(Nummer der Quelle) die Teemischung von Erdbeer-, Brombeer- und
Himbeerblättern ist eine ideale Teemischung für einen Langzeitgebrauch,
keine Nebenwirkungen,

350. siehe Nr.: 87.
Quellen: 12., 30., 32.,
Holunder (Sambucus nigra)
Schweißtreibend, harntreibend, abführend, steigert Abwehrkräfte,
Blütentee soll gegen unangenehmen Körpergeruch helfen,
Blüten: sekretionsfördernd, schweißtreibend, auswurffördernd,
Früchte (gekocht): abführend, wegen Vitaminen stark helfend bei
Erkältungskrankheiten,
Blätter: harntreibend, jedoch leicht giftig, (Empfehlung: nicht anwenden),
Rinde: harntreibend, abführend, Brechreiz auslösend, (Empfehlung: nicht
anwenden),

Verwendung: Tee (Holunderblüten), junge Blätter im Frühjahr als Salat,
Saft aus gekochten Früchten, Hollerküchlein, Blätter und Schossen
verwendet man gegen **Diabetes,**

keine Nebenwirkungen, jedoch bei den Früchten nur die ausgereiften
schwarzen Beeren verwenden, grüne Beeren sind giftig, nur verwenden,
wenn beim Zerdrücken roter Saft austritt! Beeren nur im gekochten
Zustand essen! Nie Kerne mit in die Speise kommen lassen.

Als Holunderblütentee (gut zu kombinieren mit Lindenblüten)

5(Nummer der Quelle) wie 5. Brennnesseltee, aber nur ungesüßt mäßig
warm trinken

8(Nummer der Quelle) ein Löffel Saft auf ein Glas Wasser, harntreibend
und gesund für Nieren

13(Nummer der Quelle) Holunderbeersuppe: 1 l Holunderbeersaft, 1 Apfel
- reiben, 1 EL Zucker, 2 EL Speisestärke, Mandel- oder Puddingpulver, 1

Glas Wasser, Zitronensaft, Zimt: Apfel mit Zucker in Holundersaft kochen, andicken und abschmecken

13(Nummer der Quelle) Holunderbeermüsli, Haferflocken (4-5 EL) einige Stunden einweichen, 250 g Saft der Holunderbeeren mit 1 EL Honig und 1 EL Zitronensaft kochen, alles zusammenmengen und mit 2-3 EL Sahne

21(Nummer der Quelle) Mus aus Beeren ist Wunderheilmittel, das Schweiß und Gift aus dem Leib treibt,

24(Nummer der Quelle) Holunderbeeren nur gekocht und ohne Steine essen

351. siehe Nr. 88.
Quellen: 1., 11., 30., 32.,
Kalmus (Acorus calamus)
Beruhigend, antibiotisch, fördert Magensaftbildung, magenstärkend, wird bei Steinleiden angewandt, regt Drüsentätigkeit an,
die Wurzel wird verwandt,

in der Medizin: innerlich bei Verdauungsbeschwerden (es hilft bei der Verdauung von Milchprodukten), Bronchitis, Nebenhöhlenentzündung, hilft bei Getreideunverträglichkeit bei Kindern, heilt Erkrankung der Bauchspeicheldrüse, hilft der Verdauung bei fehlendem Gallensaft, hilft bei Magengeschwüren,

äußerlich bei **Rheuma**, Hautausschlägen, bei **Zuckererkrankung als Badezusatz**

30(Nummer der Quelle) 1 TL Kalmuswurzel je Tasse kaltes Wasser, über Nacht stehen lassen, morgens leicht anwärmen und vor und nach jeder Mahlzeit einen Schluck **Tee** trinken, also 6 Schluck **bei Diabetes**

verwendet: **Kalmuswurzel**,

bei Langzeitanwendung möglicherweise toxisch/krebserregend, bei normaler Dosierung ohne Nebenwirkungen,

352. siehe Nr.: 31.
Quellen: 1., 3., 16.,
Große Klette (Arctium lappa)
Entzündungshemmend, beseitigt bakterielle Infektionen, Samenextrakte der Klette senken **Blutzuckerspiegel**, blutreinigend,

in der Küche verwandt wie Stangensellerie (Stiele junger Blätter, Wurzeln roh zu Salat, Wurzel gekocht wie Möhre,

in Medizin bei Hautkrankheiten, Entzündungen, chronischen Vergiftungen, Rheuma, Gicht, Furunkel,

verwendet werden frische Blätter, Wurzeln (getrocknet), Früchte, wirkt harntreibend, als Tee oder Tinktur gegen Rheuma, als Umschlag zusammen mit Olivenöl gegen Furunkel,

1 (Nummer der Quelle) Tee aus Klettenwurzel, 2 TL je Tasse bei Leber- und Gallenbeschwerden, gegen Nieren- und Blasensteine

353. siehe Nr.: 194.
Quellen: 1., 5., 9., 30., 32.,

Knoblauch (Allium sativum)
zuckersenkend, wirkt gegen Bakterien und Pilze, verdauungsfördernd, galletreibend, verbessert Fließeigenschaften des Blutes, blutreinigend, fäulniswidrig, bakterientötend, regt Drüsen der Verdauung an, erhöht Gallensaftproduktion, geringfügig blutdrucksenkend, beeinflusst männliche und weibliche Sexualhormon positiv,

frischer Knoblauch auf Brot senkt Zuckerspiegel, gegen Altersprozesse, gegen Gärungsprozesse im Bauch, sorgt für Elastizität der Blutgefäße, gegen Arteriosklerose, **Blutdrucksenkend**, gallensaftbildend, gegen hohen Blutdruck, wirkt positiv auf das Herz-Kreislaufsystem, beeinflusst Blutfettspiegel, verhindert Bildung schädlicher Cholesterine,

30(Nummer der Quelle) drei große Knoblauchzwiebeln zerdrücken (Knoblauchpresse) mit einem Liter Korn aufsetzen, 14 Tage stehen lassen, jeden Tag vor dem Frühstück einen Teelöffel davon nehmen,

354. siehe Nr.: 198.
Quellen: 12.,

Lavendel (Lavandula angustifolia)
Antibakteriell, gegen Krämpfe im Verdauungstrakt, regt Gallefluss an, **stabilisiert Blutzucker**, lindert Blähungen, hilft bei nervösem Reizmagen, Darmbeschwerden,

Tee aus Blüten, gemischt auch mit Thymiankraut, Pfefferminzblättern,

355. siehe Nr.: 292.
Quellen: 1., 12.,

Lein (Linum usitatissimum)
Samen bzw. Leinöl,
Reguliert Stuhlgang, wirkt sich positiv auf Darmwand und –flora aus, drängt Fäulnis- und Gärungsprozesse sowie Blähungen zurück, gut nach Einnahme von Antibiotika, um die Darmfora wieder herzustellen, der hohe Anteil an Ballaststoffen wirkt krebshemmend,

Leinöl erhält einen hohen Anteil an Omega-3-Fettsäuren, verbessert Blutfettwerte, senkt Chloesterinspiegel, vorrangig das unerwünschten LDL-Cholesterin, Leinöl und Leinsamen schwächen den **Zuckergehalt** im Blut, äußerlich helfen Kompressen aus einem Brei von gestoßenem Leinsamen mit heißem Wasser gegen Leber- und Gallenkoliken

Beachte: enthält Blausäure, die oberhalb von 500 Gramm bei einer Mahlzeit seine Giftwirkung zeigen könnte; Leinsamen nur aus biologisch kontrollierten Anbau verwenden, die Pflanze nimmt Schadstoffe, wie Schwermetalle leicht auf,

356. siehe Nr.: 45.
Quellen: 1., 3., 5., 9., 10., 11., 12., 13., 16., 22, 23., 24., 26., 27., 30., 32.,

Löwenzahn (Taraxacum officinale)
Löwenzahnblätter und –wurzeln werden getrocknet und als Tee
verwandt gegen Gicht, Rheuma, **Zuckerkrankheit**, Leber- und
Gallenerkrankungen, regt alle Drüsentätigkeit an. Man soll die frischen
Blätter als Salat essen und häufig den Tee trinken. Für
Langzeitanwendungen geeignet. Regt Drüsentätigkeit an, d.h. hilft der
Bauchspeicheldrüse, dem Magen, dem Speichel im Mund und hilft der
Leber und Galle,
Löwenzahn enthält Insulin (am meisten enthält die frische Wurzel vor dem
Blühen der Pflanze),

Dient auch der Entgiftung. Reinigt Blut, Stoffwechsel anregend, aktiviert
Verdauungsdrüsen, galletreibend, harntreibend, fördert Gallensekretion,

Wirkungen: bei Leber- und Galleleiden, Gicht, Rheuma, Nierenleiden,
Altersschwäche, als Stoffwechselkur, bei **Zuckerkrankheit**, helfen gegen
Verkalkung und Vergreisung

Verwendung: in Teemischungen, passt im Tee immer gut zu Brennnessel,
Hagebutte und Pfefferminze,
verwendet auch als Wildgemüse,

keine Nebenwirkungen: **unterscheide** zwischen „gemeinen Löwenzahn",
lat. Taraxacum offitiiale, auch Pusteblume, Butterblume und Kuhblume
genannt und dem ebenfalls Löwenzahn genannten „Leondotron" der
behaarte Stängel besitzt; die Anwendung betrifft den **„gemeinen
Löwenzahn"**

gegen Diabetes:

1(Nummer der Quelle) 5g je Tasse von getrocknetem Kraut bzw. Wurzel
heiß aufbrühen, 10 Minuten ziehen lassen,

3(Nummer der Quelle) frische Blätter im Salat sehr gut mit Sauerampfer,
innerlich bei Gallenblasenbeschwerden, Erkrankungen der Harnwege,
Gallensteine, Gelbsucht, **Zirrhose,** chronischen Gelenk- und
Hautbeschwerden, Gicht, Ekzemen, **Diabetes**,

4(Nummer der Quelle) nur Aufguss aus getrockneten Blättern,

5(Nummer der Quelle) Löwenzahntee verhindert (erneute)
Gallensteinbildung, löst jedoch nicht bestehende Gallensteine auf,

5(Nummer der Quelle) Löwenzahn-Tee als Frühjahrs- und Herbstkur, auch
Löwenzahnwurzel für Tee, mindestens 8-Wochen-Kur, diese Kur regt Galle,
Leber und Nieren an, baut Magensäure neu auf,

5(Nummer der Quelle) Löwenzahnsaft (aus Reformhaus), 6-8 Wochen
2*täglich 1-1,5 Teelöffel

7(Nummer der Quelle) Löwenzahnsalat für 2 Personen: 175 g junge
gewaschene Löwenzahnblätter von Pflanzen, die nicht geblüht haben, 25 g
Zitronensaft, 1 Esslöffel Olivenöl, 1 Prise Salz und Pfeffer, 60 g Wasser,
Marinade aus Zutaten mit Blättern vermengen und gut durchziehen lassen,

7(Nummer der Quelle) Blütenansätze vom Löwenzahn 3 Minuten kochen und mit ein wenig Butter abschmecken

7(Nummer der Quelle) Suppenwürze aus Wildkraut (500 g junge Brennnesselblätter, Löwenzahnblätter und –wurzeln, Sauerampfer, Kresse, Kerbel, Kalmus (alles je nach Vorkommen) dazu eine Möhre, 50 g Petersilie, 130 g Salz, 2 Spritzer Zitronensaft// Kräuter mit Salz bestreuen, 2 Stunden abgedeckt stehen lassen, durch Fleischwolf drehen, Zitrone zugeben, kräftig durchmengen, in sehr kleine Gläser abfüllen; ist so roh bis zu 8 Monaten haltbar

7(Nummer der Quelle) Frühlingssuppe aus Wildkräutern: 2-4 EL feingehackte Wildkräuter (Löwenzahn, Brennnessel, Sauerampfer, Schafgarbe, Kresse, Kerbel in Fett (40 g) bei starker Hitze dünsten, Mehl (40 g) oder Reis zugeben und leicht anrösten, 1 Liter Brühe zugeben und aufkochen, noch 15 Minuten ziehen lassen (bei Reis 25 Minuten),

12(Nummer der Quelle) Teemischung bei Leberbeschwerden: Löwenzahnwurzel, Löwenzahnkraut, Brennnesselblätter, Birkenblätter, 1:1:1:1, 2 TL je Tasse, überbrühen, 10 Minuten ziehen lassen, abseihen, Kur von 4 Wochen mit 2-3 Tassen täglich,

13(Nummer der Quelle) Löwenzahnsalat mit saurer Sahne: 1 Teller Löwenzahnblätter, 1 Tasse Saure Sahne, 1 EL Schnittlauch, Salz, Pfeffer: Blätter waschen, kleinrupfen, saure Sahne und Gewürze zugeben,

13(Nummer der Quelle) Löwenzahnsalat mit Apfelsinen: 35-40 Blätter Löwenzahn, 4 Apfelsinen (Kerne entfernen und kleinschneiden), 1 Prise Zucker, 2 EL Öl, Pfeffer - gekühlt servieren

16(Nummer der Quelle) Löwenzahnsaft aus den Hohlstengeln und der Wurzel wird bei Leberkrankheiten, Gallenleiden und Rheuma angewendet, wirkt gegen Verstopfung und ist harntreibend

26(Nummer der Quelle) Löwenzahnblätter möglich vor der Blüte für den Salat verwenden; Tee als Kur zweimal 4 Wochen im Jahr,

27(Nummer der Quelle) **Löwenzahn** heilt Erkrankungen der Galle und des Magens, lindert Krampfattacken durch Vergiftungen, Blüten kurieren Fieber, heilt Blut-Galle-Erkrankungen, kuriert Vergiftungen, ausgelöst durch Metalle und Edelsteine,

30(Nummer der Quelle) hilft bei Gallen- und Leberleiden, 5-6 Blütenstängel roh täglich bei chronischer Leberentzündung, **Zuckerkranke** täglich bis zu 10 Stängel so lange der Löwenzahn in der Blüte steht, bei Müdigkeit/Abgeschlagenheit reichen 14 Tage mit frischen Löwenzahnstengeln, durch blutreinigende Wirkung hilft Löwenzahn bei Rheuma und Gicht, Drüsenschwellungen gehen nach 4-wöchiger Kur zurück, weihnachtlicher Lebkuchen aus Löwenzahnsirup ist gesund und schmeckt, (2 Handvoll Blüten mit einem Liter kaltem Wasser aufgesetzt und zum Kochen gebracht, nach dem Aufwallen über Nacht stehen lassen, durch ein Sieb laufen lassen, auspressen, mit 1 kg Rohzucker und ½ in Scheiben geschnittenen Zitrone auf dem Herd bei geringer Wärme eindicken ohne zu kochen, Masse darf nicht zu dünn sein, da sie sonst einsäuert und nicht zu dick, da sonst der Zucker kristallisiert, verwenden als Brotaufstrich, dieser ist bei Nierenerkrankung im Gegensatz zu Honig bekömmlich,

30(Nummer der Quelle) gegen **Zuckerkrankheit** Pflanze mit Wurzel gut gewaschen als Salat, man soll im Frühjahr zwischen dem grasig grünen und gelblich milchigem Ansatz trennen; letzterer ist besser, täglich einen Salat mittags und abends,

ab April/Mai täglich 10-15 Stängel Löwenzahn, Blüte nach Waschen vor Essen abtrennen

357. siehe Nr. 47.
Quellen: 3., 27.,
weiße Maulbeere (Morus alba)
schweißbildend, antibakteriell, antirheumatisch (Zweige), kühlend (Blätter), schleimlösend, harntreibend (Wurzelrinde), kräftigend für Nieren (Früchte),

Küche Früchte frisch verzehrt oder zu Gelee, Marmelade verarbeitet,

in der Medizin innerlich bei Erkältung, Grippe, Infektion der Augen (Blätter), Rheuma (Zweige), Husten, Bronchitis, Asthma (Wurzelrinde), Harninkontinenz, Ohrensausen, vorzeitiges Ergrauen, Verstopfung bei älteren Menschen (Früchte), **Diabetes**,

27(Nummer der Quelle) die Samen der weißen **Maulbeere** heilen Niere und Leber; sind **hilfreich bei Diabetes**, ungenauer Sicht und Klingeln in den Ohren (Tinnitus), Lungenkrankheiten,

27(Nummer der Quelle) beim Schälen des Holzes übrig bleibenden Reste kochen ergibt teerartige Flüssigkeit, hilft bei Knochenfieber, ihr Blatt heilt Fieber der normalen Erkältung und Fieber der Leber,
die Samen heilen Niere und Leber, sind hilfreich bei **Diabetes**, ungenauer Sicht und Klingeln in den Ohren (Tinnitus), der Stamm kuriert Elefantistis, und Arthritis, beseitigt Fieber der Knochen und Gelenke, sorgt für Biegsamkeit der Sehnen und Gelenke, die Wurzelrinde kuriert Lungenkrankheiten,

358. siehe Nr.: 101.
Quellen: 1., 12.,
Meerrettich (Armoracia rusticana)
Antibiotisch, stärkt Abwehrkräfte, aktiviert Stoffwechsel, schwemmt Harnsäure aus, reinigt und entwässert den Körper, regt Drüsentätigkeit im Magen- und Darmkanal an,

Wurzel als Gemüse bei **Diabetes**, dient der Niere, Blase, dem Magen und Darm
(beispielsweise Meerrettich mit geriebenem Apfel oder Saft eines Apfels und einer Rote-Beete-Rübe vermischt mit Meerrettich frisch – eine Woche lang täglich eine ¼ Tasse trinken),

359. siehe Nr.: 329.
Quellen: 9. 12., 30.,

Nussbaum (Juglans regia) Walnussbaum, Walnuss

30(Nummer der Quelle) Nussblättertee wird, im Juni gepflückt, kleingeschnitten, getrocknet,
1 TL Blätter mit ¼ l kochendem Wasser aufbrühen, kurz ziehen lassen hilft bei **Zuckerkrankheit,**

360. siehe Nr. 10.
Quellen: 1., 12., 24.,
Olive (Olea europaea)
Ölbaum (Olea europaea)

Antiseptisch, adstringierend, fiebersenkend, beruhigend, abführend, lindernd, cholesterinabbauend,

innerlich (Blätter) bei fiebriger Erkrankung, Bluthochdruck, (Öl) Verstopfung und Magengeschwür
äußerlich (Öl) bei trockener Haut, Schuppen, (Blätter) Hautabschürfungen,

Die Frucht (Olive) entgiftet, unterstützt Leber, wirkt bei Gicht und **Diabetes**

Olivenöl und Blätter werden angewendet. Olivenöl wird löffelweise gegen Gallenkoliken verwendet. Je heller und geruchloser das Öl, umso wertloser. Die frischen Blätter des Olivenbaumes (20 Blätter je Tasse) werden gekocht, 10 Minuten ziehen lassen, lauwarm morgens auf nüchternen Magen trinken;
hilft gegen Bluthochdruck, Magen- und Darmbeschwerden.

361. siehe Nr.: 304.
Quellen: 1,
Paprika (Capsicum annuum)
Die Frucht wird gegen Blähungen, Verschleimung des Magens und gegen Darmgärungen eingesetzt. Sie ist ein gutes Nahrungsmittel bei **Zuckerkrankheit.**

362.
Quellen: 30.,
Porreelauch,
bei Diabetes

30(Nummer der Quelle) kleingeschnitten bis zu den Blattenden aufs Brot gelegt täglich letzte Speise vor dem Schlafen; mittags Porreesalat; als Getränk: 500 g Porreelauch mit 0,7 l Weißwein übergossen, 24 Stunden abgedeckt stehen lassen, abseihen, morgens und abends einen Schluck trinken, Rückstände sind aufs Brot gelegt verwendbar,

363. siehe Nr.: 54.
Quellen: 1., 3., 12., 24.,
Preiselbeere (Vaccinium vitis-idaea)
Unterstützt Leber bei der Ausscheidung von Giftstoffen,

Beeren und Blätter, die Blätter dienen der Behandlung von Harnwegserkrankungen, Blasenentzündungen, Blasenerkrankungen, **Diabetes** und Durchfall, lindert Gicht- und Rheumaprobleme,

2 TL der getrockneter Blätter (gesammelt nach der Fruchtreife) je Tasse, drei Tassen des Aufgusses täglich warm und ungesüßt trinken gegen alle Blasenerkrankungen,

beachte: die Preiselbeere ist nierensteinbildend, sofern eine solche Veranlagung vorliegt,

364. siehe Nr.: 69.
Quellen: 30.,
Saft vom rohen Sauerkraut, (altes Volksheilmittel)
Weißkohl (Brassica leracea)
Zuckersenkend

Vitamin U (Anti-Ulkus-Faktor) hat wissenschaftlich nachgewiesene krebshemmende Eigenschaften. Daneben enthält Weißkohl, wie alle Kohlarten Indol-3-Carbinol. Indol-3-Carbinol gilt ebenfalls als krebshemmend und wirkt als Antioxidans. **Broccoli** enthält besonders viel Indol-3-Carbinol. Dies greift in den Östrogenstoffwechsel ein. Ist auch wirksam bei Brustkrebs, Gebärmutterhalskrebs, bei Frauen auch gegen Lungenkrebs, allgemein bei Dickdarmkrebs und bei Männern bei Prostatakrebs.

Sauerkraut ist ein sehr gutes Heilmittel, wirkt entgiftend, antibakteriell, stärkt Abwehrkräfte,
ist bei **Leber-** und Magenbeschwerden hilfreich,

365.
Quellen: 12., 30.,
Schwarzwurzel,
ballaststoffreich, cholesterinsenkend, blutbildend, entwässernd,

30(Nummer der Quelle) wird als Diätgemüse bei **Diabetes** empfohlen, kann auch mit reichlich Fett und Semmelbrösel verzehrt werden

366. siehe Nr.: 242.
Quellen: 30.,
Schwedenbitter, Schwedenkräuter
zuckersenkend

30(Nummer der Quelle) beeinflusst die **Bauchspeicheldrüse** günstig. Er **kann Zuckerkrankheit ausheilen**. 3-mal täglich einen TL voll in Kräutertee nehmen. Äußerlich wird ein vierstündiger Umschlag auf der Bauchspeicheldrüse monatlich einmal im Monat empfohlen.

Zusammensetzung: 90 Gramm der Kräutermischung auf 2 l Korn (40%ig), 10 g Aloe (ggf. auch Enzianwurzel oder Wermutpulver), 5 g Myrrhe, 0,2 g Safran, 10 g Sennesblätter, 10 g Kampfer (unbedingt nur Naturkampfer), 10 g Rhabarberwurzel, 10 g Zitterwurzel, 10 g Manna, 10 g Theriak venezian, 5 g Eberwurzwurzel, 10 g Angelikawurzel (Schwedenbitter ist in Drogerien und Apotheken erhältlich),

367. siehe Nr. 61.
Quellen: 1., 30.,
Seifenkraut (Saponiaria officinalis)

Verwendet werden das Kraut und die Wurzel.

Das Kraut setzt man als Tee gegen trockenen Husten ein.

Die getrocknete Wurzel (als Ganzes) lässt man zerkleinert für 5-6 Stunden in kaltem Wasser ziehen. Dann wird das Aufgesetzte gekocht und ausgepresst. Dieser Tee regt die Drüsen im Körper an. Er wird verwendet bei Unterfunktion der Bauchspeicheldrüse. Vor allem bei **Zuckerkranken** zeigt dieser Tee Heilungserfolge. Auch Leber, Galle, Magen und Darm werden angeregt. Dieser Tee ist auch als Fußbad ausgezeichnet gegen Fußpilz.

368. siehe Nr.: 14.
Quellen: 1., 12., 30.,
Sellerie (Apium graveolens)
zuckersenkend, blutdrucksenkend (Stangensellerie), ballaststoffreich, vorbeugend gegen Nieren- und Gallensteine, blutreinigend, harntreibend, regt Stoffwechsel an,

Sowohl Knollensellerie als auch Stangensellerie wirken harntreibend und werden bei Nieren- und Blasensteinen eingesetzt.

Verwendet werden Kraut, Samen und Wurzel. In der Küche gibt es vielfältige Anwendungsbereiche von Sellerie. Frischer Sellerie für eine Diät ist zweckmäßiger als der Verzehr von Medikamenten. Getrocknete Sellerieblätter oder Samen als Tee sind harntreibend.

Knollensellerie ist für Diabetiker zu nährstoffreich.

369. siehe Nr. 62.
Quellen: 1., 5., 12., 27., 30.,
Spargel (Asparagus officinalis)
Harntreibend, blutreinigend, entwässernd, kann Nierensteine ausschwemmen,
gegen Blasen-, Nierenerkrankungen, Herzbeschwerden, **Diabetes**,

1(Nummer der Quelle) die Wurzel wirkt deutlich stärker als die bekannten als Gemüse zu Verzehr genutzten Sprossen. Tee aus der getrockneten Wurzel (2 TL je Tasse mit heißem Wasser überbrüht) regeneriert er die Leber, regt die Gallensaftproduktion stark an.

5(Nummer der Quelle) Spargelkur ist nierenfreundlich (4 Wochen jeden zweiten Tag 500 g Spargel essen – ohne Butter zubereitet,

27(Nummer der Quelle) **Spargel** verhilft zu körperlicher Stärke, heilt Erkrankungen der Lymphe, verhindert Ausfließen wichtige Stoffe mit dem Urin,

30(Nummer der Quelle) wird als Diätgemüse bei **Diabetes** empfohlen, kann auch mit reichlich Fett und Semmelbrösel verzehrt werden

370. siehe Nr. 64.
Quellen: 1., 5., 9., 12.,
Tausendgüldenkraut (Centaurium minus)
Verdauungsfördernd, regt Bildung von Gallen- und Magensaft an, wirkt positiv auf Kreislauf, bei Leber- und Gallenleiden, Magenkrämpfen, unterstützend bei **Diabetes**, stärkt Bauchspeicheldrüse, unterstützend bei niedrigem Blutdruck, appetitanregend, verdauungsfördernd,

Das Kraut (gesammelt ohne Wurzel zur Blütezeit) wirkt als Bitterdroge anregend auf die Tätigkeit der Drüsen. Magensaftproduktion wird ebenso wie Speichelfluss erhöht. Der Tee wird kalt angesetzt, zieht kalt 5-6 Stunden und wird nicht erhitzt, sondern zimmerwarm getrunken. Er regt den Magen an, ist ein Mittel gegen Magersucht, wird auch gegen Fettsucht angewendet, regelt die Verdauung, wirkt gegen Magenkatarrh.

Nicht bei Magen-Darm-Geschwüren,

371. siehe Nr. 16.
Quellen: 12.,
Zimt, (Cinnamomum zeylanicum)
Antiseptisch, lösen Spannungen der glatten Darmmuskulatur, kreislaufanregend, Heilgewürz bei Entzündungen des Darms, bei Kreislaufschwäche, niedrigem Blutdruck, gegen Darmparasiten, **senkt Blutzuckerspiegel**, regulierend bei hohem Blutdruck,

nicht in der Schwangerschaft, nicht bei Magen- und Darmgeschwüren, zu hohe Dosierung kann zu allergischen Reaktionen führen,

372. siehe Nr.: 71.
Quellen: 1., 9., 12., 30.,
Zwiebel (Allium cepa)
Zuckersenkend, antibiotisch, entzündungshemmend, senkt Blutfettwerte, harntreibend,

frische Zwiebel auf Brot **senkt Zuckerspiegel**; Zwiebel roh, geraten oder gekocht wirken gegen Darminfektionen, sind wasser- und harntreibend; regelt Tätigkeit von Magen, Darm, Leber, Galle, **Bauchspeicheldrüse** an, Herzschutzmittel, senkt Cholesterinspiegel, wirkt gegen Arterienverkalkung, Zwiebel ist eine der zinkreichsten Gemüse, Zink aktiviert Enzyme der Bauchspeicheldrüse, der Netzhaut des Auges,

3.1. Bauchspeicheldrüse

(siehe auch 2.6. „Die Drüsentätigkeit unterstützende Kräuter")

Mittel zur Unterstützung der Bauchspeicheldrüse (Nummer 373-397)

373. siehe Nr.: 227.
Quellen: 32.,
Anis (Pimpinella anisum)
Stark anregend für alle Drüsen, schmerzdämpfend, blähungstreibend, krampflösend,

374. siehe Nr.: 2.
Quellen: 9., 12., 17., 30.,
Brennnessel (Urtica dioica)
Brennnesselblätter (frisch oder getrocknet).
Innerlich zur unterstützenden Behandlung bei Diabetes, blutreinigend, entzündungshemmend, verbessert den Stoffwechsel, harntreibend, blutbildend, blutreinigend, Stoffwechsel anregend, schmerzlindernd, potenzstärkend, ausschwemmend, senkt Blutzuckerspiegel, gegen Eisenmangel, blutdrucksenkend,

17(Nummer der Quelle) die **Bauchspeicheldrüse** wird abgeregt durch einen Tee aus: Faulbaumrinde, Brennnesselblätter, Angelikawurzel, Wacholderbeeren, Tausendgüldenkraut, Melissenblätter, 1:1:1:1:1, 1 EL mit kalten Wasser ansetzen, aufkochen, 2 * eine Tasse täglich,

375. siehe Nr.: 21.
Quellen: 9., 12.,
Brunnenkresse (Nasturtium officinale)
Galletreibend, antibakteriell, antibiotisch, blutreinigend, bei Leber- und Gallenleiden, **Schilddrüsenkropf**, greift im Magen schädliche Bakterien an, aber lässt Nutzbakterien unbehelligt, **regt Drüsentätigkeit an**,

Eingesetzt wird die Pflanze als frischer Salat, ausgepresster Saft und getrocknet als Tee; zu viel des frischen ausgepressten Saftes kann im Ausnahmefall Magen-Darmbeschwerden hervorrufen

Nicht verwenden bei Magen- oder Darmgeschwüren und entzündlichen Nierenerkrankungen,

376. siehe Nr.: 79.
Quellen: 1., 12., 30.,
Frauenmantel (Alchemilla vulgaris),
harntreibend, adstringierend, blutstillend,

gegen Erkältungen im Magen, steigert die **Drüsentätigkeit** insgesamt, bei Funktionsstörungen der Nieren, Blähungen

377. siehe Nr.: 230.
Quellen: 1., 11., 12.,
Geißraute (Galega officinalis)
Blutzuckersenkend, harntreibend, Appetit zügelnd,

wirkt auf die **Langerhansschen Inseln** (Teile der **Bauchspeicheldrüse**)

nur getrocknet als Tee anwenden,

378. siehe Nr.: 231.
Quellen: 5.,
Harongabaumrinde
Verwendet bei Störungen der **Bauchspeicheldrüse**, bei Reizmagen,
verstärkt die Produktion von Verdauungssäften,

379. siehe Nr.: 34.
Quellen: 1., 12.,
Heckenrose (Rosa canina)
Desinfizierend, stärkt Abwehrkräfte, stärkt Blutgefäße,
Hagebuttenfrüchte enthalten viel Vitamin C, aber auch A, B, K, und P.

100 getrocknete Schale enthalten 0,5-1,5 g Vitamin C, der Tagesbedarf
eines Menschen beträgt 50-70 mg (0,05-0,07 Gramm) und ist nötig für die
Tätigkeit der Nebennieren, **Bauchspeicheldrüse**, Schilddrüse, Leber, Milz,
des Gehirns, Herzens, hilft bei der Blutgerinnung und Fermentreaktion, der
Mensch kann selbst Vitamin C weder speichern noch selbst bilden,

Ermüdungserscheinungen, Muskel- und Herzschwäche, Blutungen,
schlechte Wundheilung, herabgesetzte Widerstandskraft können Anzeichen
von Vitamin-C-Mangel sein, zu viel Vitamin C ist absolut unbedenklich,

380. siehe Nr.: 36.
Quellen: 1., 4., 9., 11., 12., 13., 17., 24., 30., 32.,
Heidelbeere (Vaccinium myrtillus), Blaubeere
Heidelbeerblätter
Früchte frisch oder getrocknet bei Rheuma, Gicht, Lebererkrankungen,

Angewandt (Tee aus Blättern) unterstützend zur ärztlichen Behandlung
zum Senken des Blutzuckers, gegen leichte Blasenentzündungen,
(keinesfalls für längeren Gebrauch geeignet!)
Die Früchte (getrocknet und dann aufgekocht) wirken gegen Durchfall,
Hämorrhoiden. Frische Früchte helfen gegen Mundfäule und Mundgeruch,
Mus, Saft oder Heidelbeerwein gegen Magen-Darm-Störungen und
Entzündungen im Verdauungsapparat, Saft zum Gurgeln gegen
Halsentzündungen, Tee aus Blättern hilft bei Zuckererkrankungen,

30(Nummer der Quelle) Heidelbeerblätter enthalten Myrtillin, welches
pflanzliches Insulin genannt wird, die Blätter dürfen nur vor der Fruchtreife
gepflückt werden, eine Heilbehandlung mit dem Tee bedarf ärztlicher
Überwachung, die Behandlung kann nicht nur die **Zuckerausscheidung**
herabsetzen, sondern auch die **Bauchspeicheldrüse** heilen,

381. siehe Nr.: 88.
Quellen: 1., 11., 30., 32.,
Kalmus (Acorus calamus)
Beruhigend, antibiotisch, fördert Magensaftbildung, magenstärkend, wird
bei Steinleiden angewandt, **regt Drüsentätigkeit** an,
die Wurzel wird verwandt,

in der Medizin: innerlich bei Verdauungsbeschwerden (es hilft bei der Verdauung von Milchprodukten), Bronchitis, Nebenhöhlenentzündung, hilft bei Getreideunverträglichkeit bei Kindern, **heilt Erkrankung der Bauchspeicheldrüse**, hilft der Verdauung bei fehlendem Gallensaft, hilft bei Magengeschwüren,

382. siehe Nr.: 6.
Quellen: 1., 5., 9., 30., 32.,
Knoblauch (Allium sativum)
zuckersenkend, wirkt gegen Bakterien und Pilze, verdauungsfördernd, galletreibend, verbessert Fließeigenschaften des Blutes, blutreinigend, fäulniswidrig, bakterientötend, **regt Drüsen** der Verdauung an, erhöht Gallensaftproduktion, geringfügig blutdrucksenkend, beeinflusst männliche und weibliche Sexualhormon positiv,

383. siehe Nr.: 97.
Quellen: 1., 32.,
Linde (Tilia platyphyllos) Sommerlinde, Winterlinde (Tilia cordata) sind gleichwirkend,
Lindenblüten regen Stoffwechsel an, **regen Schweißdrüsen** an, sind harntreibend, angewandt bei Nieren- und Blasenleiden,
Rinde, im Winter geerntet wird getrocknet und als Tee aufgekocht steigert die Produktion von Gallenflüssigkeit

384. siehe Nr.: 45.
Quellen: 1., 3., 5., 9., 10., 11., 12., 13., 16., 22, 23., 24., 26., 27., 30., 32.,
Löwenzahn (Taraxacum officinale)
Löwenzahnblätter und –wurzeln werden getrocknet und als Tee verwandt gegen Gicht, Rheuma, Zuckerkrankheit, Leber- und Gallenerkrankungen, **regt alle Drüsentätigkeit** an. Man soll die frischen Blätter als Salat essen und häufig den Tee trinken. Für Langzeitanwendungen geeignet. Regt Drüsentätigkeit an, d.h. **hilft der Bauchspeicheldrüse**, dem Magen, dem Speichel im Mund und hilft der Leber und Galle,

385. siehe Nr.: 101.
Quellen: 1., 12.,
Meerrettich (Armoracia rusticana)
Antibiotisch, stärkt Abwehrkräfte, aktiviert Stoffwechsel, schwemmt Harnsäure aus, reinigt und entwässert den Körper, **regt Drüsentätigkeit** im Magen- und Darmkanal an,

386. siehe Nr.: 9.
Quellen: 1., 9., 12., 30.,
Mistel (Viscum album)
wirkt anregend und positiv auf **Bauchspeicheldrüse, heilt diese**, wirkt auf **den gesamten Drüsenhaushalt**, stoffwechselfördernd, senkt zu hohen Blutdruck, wirkt auch positiv bei zu niedrigem Blutdruck, wirkt allen Herzschäden entgegen, wirkt gegen Arterienverkalkung, wirkt positiv auf die Muskeln der Blutgefäße,
wird als Tee verwendet, nur in den angegebenen Monaten ist das Kraut wirksam!

387. siehe Nr.: 238.

Quellen: 1,
Nelkenwurz (Geum urbanum)
Die Wurzel und das Kraut werden u.a. als Tee angewendet zur **Anregung der Drüsen** im Magen- und Darmbereich, wirkt gegen Entzündungen.

388. siehe Nr.: 55.
Quellen: 1., 9., 12.,
Quecke (Agropyron repens)
Harntreibend, regt Stoffwechsel an, reizlindernd, keimhemmend, gegen Hautpilze, wird als diätisches Heilmittel für Diabetiker angewandt,

Die Wurzel wird im Frühjahr geerntet, getrocknet, zerkleinert. 2 TL je Tasse kalt ansetzen, sieden lassen, sofort abseihen, Tee **regt Drüsentätigkeiten** an, regeneriert, ist blutreinigend,
bei entzündlichen Erkrankungen der Harnwege, Gallen-, Milz- und Leberleiden,

389. siehe Nr.: 241.
Quellen: 5.,
Rote Rübe
Die ärztliche Behandlung von Erkrankungen der **Bauchspeicheldrüse** kann mit Roten Rüben unterstützt werden. Zwei Wochen täglich 200 Gramm gekochte Rote Rüben essen.

390. siehe Nr. 242.
Quellen: 30.,
Schwedenbitter, Schwedenkräuter
zuckersenkend

30(Nummer der Quelle) beeinflusst die **Bauchspeicheldrüse** günstig. Er **kann Zuckerkrankheit ausheilen**. 3-mal täglich einen TL voll in Kräutertee nehmen. Äußerlich wird ein vierstündiger Umschlag auf der **Bauchspeicheldrüse** monatlich einmal im Monat empfohlen.

Zusammensetzung: 90 Gramm der Kräutermischung auf 2 l Korn (40%ig), 10 g Aloe (ggf. auch Enzianwurzel oder Wermutpulver), 5 g Myrrhe, 0,2 g Safran, 10 g Sennesblätter, 10 g Kampfer (unbedingt nur Naturkampfer), 10 g Rhabarberwurzel, 10 g Zitterwurzel, 10 g Manna, 10 g Theriak venezian, 5 g Eberwurzwurzel, 10 g Angelikawurzel (Schwedenbitter ist in Drogerien und Apotheken erhältlich),

391. siehe Nr.: 60.
Quellen:
Schwertlilie

392. siehe Nr.: 61.
Quellen: 1., 30.,
Seifenkraut (Saponiaria officinalis)

Verwendet werden das Kraut und die Wurzel.
Das Kraut setzt man als Tee gegen trockenen Husten ein.
Die getrocknete Wurzel (als Ganzes) lässt man zerkleinert für 5-6 Stunden in kaltem Wasser ziehen. Dann wird das Aufgesetzte gekocht und ausgepresst. Dieser Tee regt die Drüsen im Körper an. Er wird verwendet **bei Unterfunktion der Bauchspeicheldrüse**. Vor allem bei

Zuckerkranken zeigt dieser Tee Heilungserfolge. Auch Leber, Galle, Magen und Darm werden angeregt. Dieser Tee ist auch als Fußbad ausgezeichnet gegen Fußpilz.

393. siehe Nr. 244.
Quellen: 12.,
Spinat (Spinacia oleracea)
Blutbildend, krebshemmend, unterstützt die **Bauchspeicheldrüse**

Beachte: Spinat darf nicht wieder aufgewärmt werden, Säuglinge dürfen keinen Spinat essen,

394. siehe Nr. : 156.
Quellen: 1., 11.,
Strohblume (Helichrysum arenarium) auch Sandstrohblume
Antibiotisch, harntreibend, regt Magensaft- und
Bauchspeicheldrüsensekretion an, appetitanregend,

Aus den Blüten diese Pflanze wird ein ausgezeichneter Tee bei Alterszucker hergestellt. Er bringt bei allen Gallenleiden und Erkrankungen der **Harnwege** Erfolge. **Sammeln der unter Naturschutz stehenden Pflanze (auch der Blüten) ist verboten**. In Gärtnereien angebaute Strohblumen können gut verwendet werden. Der Tee (2 TL je Tasse heiß aufgebrüht) ist harntreibend, regt die Tätigkeit der Bauchspeicheldrüse an.

Beim Kauf jedoch unbedingt darauf achten, dass die Pflanze nicht mit dem „Gelben Katzenpfötchen" (Antennaria dioica) verwechselt wird. Diese Pflanze wirkt im Gegensatz zu Helichrysum arenarium) nicht gegen Zuckererkrankungen obwohl sie ebenfalls als Heilpflanze ein Mittel zur Anregung der Gallentätigkeit ist.

395. siehe Nr.: 64.
Quellen: 1., 5., 9., 12.,
Tausendgüldenkraut (Centaurium minus)
Verdauungsfördernd, regt Bildung von Gallen- und Magensaft an, wirkt positiv auf Kreislauf, bei Leber- und Gallenleiden, Magenkrämpfen, unterstützend bei Diabetes, stärkt **Bauchspeicheldrüse**, unterstützend bei niedrigem Blutdruck, appetitanregend, verdauungsfördernd,

Das Kraut (gesammelt ohne Wurzel zur Blütezeit) wirkt als **Bitterdroge anregend auf die Tätigkeit der Drüsen**. Magensaftproduktion wird ebenso wie Speichelflussw erhöht.

Nicht bei Magen-Darm-Geschwüren,

396. siehe Nr.: 115.
Quellen: 1., 12.,
Wacholder (Junipersus communis)
Harntreibend, blutreinigend, gut für Nieren und Blase, desinfizierend, gegen Harnwegsentzündungen und Harnsteine,

Die Früchte/Beeren (1 EL zerdrückte reife Beeren je Tasse heißes Wasser) fördern die Durchblutung der Schleimhäute und Gewebe des Körpers, **steigern zudem die Wirkung der Körperdrüsen** und sind zudem keimtötend. U.a. regt er die Nierentätigkeit an.

397. siehe Nr.: 71.
Quellen: 1., 9., 12., 30.,
Zwiebel (Allium cepa)
Zuckersenkend, antibiotisch, entzündungshemmend, senkt
Blutfettwerte, harntreibend,

frische Zwiebel auf Brot **senkt Zuckerspiegel**; Zwiebel roh, geraten oder gekocht wirken gegen Darminfektionen, sind wasser- und harntreibend; regelt Tätigkeit von Magen, Darm, Leber, Galle, **Bauchspeicheldrüse** an, Herzschutzmittel, senkt Cholesterinspiegel, wirkt gegen Arterienverkalkung, Zwiebel ist eine der zinkreichsten Gemüse, Zink aktiviert Enzyme der Bauchspeicheldrüse, der Netzhaut des Auges,

3.2. Mittel gegen Arteriosklerose

aufgeführt unter Ziffern 398 bis 410

398. siehe Nr.: 250.
Quellen: 12., 27.,
Apfel (Malus domestica)
Stabilisiert Blutzuckerwerte, senkt wirkungsvoll den Cholesterinspiegel,
wirkt gegen **Arteriosklerose**, entgiftet den Darm,

ein Apfel täglich, möglichst deutsche saure bzw. halbsaure Sorten (süße
haben zu viel Fruchtzucker), die Ballaststoffe des Apfels senken den
Cholesterinwert und mobilisieren die Darmtätigkeit,

12(Nummer der Quelle) mtl. ein Darmentgiftungstag gegen
Arteriosklerose; als Frühstück ein Glas frisch gepresster Apfelsaft mit
dem Saft ½ Zitrone, vormittags: 1-2 rohe Äpfel mit Schale, mittags: 1-2
Tassen Apfelschalentee lauwarm mit 1TL Honig und nach1 Stunde 3-4
Äpfel, nachmittags im Abstand von 2 Stunden je ein Glas frisch gepressten
Apfelsaft, abends: ein Teller warmes Apfelmus mit 2 TL Honig

399. siehe Nr.: 1.
Quellen: 1., 9., 12., 13.,
Bärlauch (Allium ursinum) wilder Knoblauch, manchmal auch als
Bärenlauch bezeichnet
Zuckersenkend, galletreibend, verdauungsfördernd, cholesterinsenkend,
blutdrucksenkend, gegen **Arteriosklerose**,

400. siehe Nr.: 21.
Quellen: 9., 12., 18., 32.,
Birke (Betula pendula)
Harntreibend, stoffwechselanregend, desinfizierend, scheidet Harnsäure
aus, gegen Entzündungen der Harnwege, Blasensteine, gegen
Arteriosklerose,

18(Nummer der Quelle) morgens auf nüchternen Magen 1 TL Birkensaft
auf ein ½ Glas Wasser

401. siehe Nr.: 3.
Quellen: 12.,
Buchweizen (Fagopyrum esculentum)
Ballaststoffreich, gegen Blutdruckstörungen, Kreislaufbeschwerden, ist
glutenfrei,

verwendet wird der Samen (das Korn) in der Küche und Diätküche,

die Blätter und Blüten helfen bei Kreislaufbeschwerden und
Blutdruckstörungen als Tee: 2 TL je Tasse mit kochend Wasser aufgießen,
1 Minute kochen lassen, ¼ Stunde ziehen lassen, abseihen, 4-6 Wochen
täglich 2-3 Tassen **als Kur gegen Arteriosklerose**,

gegen Störungen der Durchblutung Mischung: Buchweizen, Mistel,
Steinklee, Weißdornblätter, 1:1:1:1, 1TL je Tasse überbrühen, 15 Minuten
ziehen lassen, als 4-6 wöchige Kur 2 Tassen je Tag schluckweise trinken,

402. siehe Nr.: 60.
Quellen: 12.,
Erbse (Pisum sativum)
Blutbildend, antibiotisch, immunstärkend, entzündungshemmend, senkt Cholesterinspiegel, wirkt gegen **Arteriosklerose,** senkt Harnsäurespiegel des Blutes,

wirkt frisch an ehesten, wird vielfältig in der Küche verwendet,

Gegenanzeigen: Gichtkranke und Personen in deren Familien gehäuft Gicht auftritt sollten Erbsen weitestgehend meiden,

403. siehe Nr.: 279.
Quellen: 1.,
Ingwer (Zingiber officinale)
Gegen **Arteriosklerose** und Blutgefäßverschlüsse,
Wurzel gegen Magenbeschwerden, Blähungen,

404. siehe Nr.: 130.
Quellen: 12.,
Johannisbeere (Ribes rubum, Ribes nigrum)
Die Frucht der schwarzen und roten Johannisbeere wirken gegen **Arteriosklerose**, Darmstörungen, hemmen Bakterienwachstum, regulieren Stuhlgang,

405. siehe Nr.: 6.
Quellen: 1., 5., 9., 30., 32.,
Knoblauch (Allium sativum)
zuckersenkend, wirkt gegen Bakterien und Pilze, verdauungsfördernd, galletreibend, verbessert Fließeigenschaften des Blutes, blutreinigend, fäulniswidrig, bakterientötend, regt Drüsen der Verdauung an, erhöht Gallensaftproduktion, geringfügig blutdrucksenkend, beeinflusst männliche und weibliche Sexualhormon positiv,

frischer Knoblauch auf Brot senkt Zuckerspiegel, gegen Altersprozesse, gegen Gärungsprozesse im Bauch, sorgt für Elastizität der Blutgefäße, gegen **Arteriosklerose**, blutdrucksenkend, gallensaftbildend, gegen hohen Blutdruck, wirkt positiv auf das Herz-Kreislaufsystem, beeinflusst Blutfettspiegel,

406. siehe Nr.: 42.
Quellen: 5., 12.,
Kurkuma (Curcum zanthorrhiza) auch Gelbwurz genannt,
Regt Gallenblasenentleerung an, bei Gallenblasenentzündung, vorbeugend gegen **Arteriosklerose** sowie deren Folge (Herzinfarkt und Schlaganfall), Mittel bei Leber- und Galle-Leiden,

verwendet in der Küche und als Tee,

407. siehe Nr.: 9.
Quellen: 1., 9., 11., 12., 30.,
Mistel (Viscum album)
wirkt anregend und positiv auf Bauchspeicheldrüse, heilt diese, wirkt auf den gesamten Drüsenhaushalt, stoffwechselfördernd, senkt zu hohen Blutdruck, wirkt auch positiv bei zu niedrigem Blutdruck, wirkt allen

Herzschäden entgegen, wirkt gegen **Arterienverkalkung**, wirkt positiv auf die Muskeln der Blutgefäße, ist blutdrucksenkend,
wird als Tee verwendet, nur in den angegebenen Monaten ist das Kraut wirksam!

12 (Nummer der Quelle) gegen Bluthochdruck und **Arteriosklerose**:
Mistelkraut, Ackerschachtelhalm, Hirtentäschel, Löwenzahnwurzel, Löwenzahnkraut, Benediktenkraut, Rautenkraut, Schafgarbenkraut, 4:4:4:3:3:3:3:3, 1TL je Tasse, überbrühen, ziehen lassen, abseihen, 2-3 Tassen täglich mindestens 4 Wochen,

30 (Nummer der Quelle) Mistel wird im kalten Wasser angesetzt und bleibt über Nacht stehen. Als Ansatz nimmt man zu Beginn 3 Tassen kaltes Wasser und 3 TL getrocknete Mistel. Nach 2 Wochen kann man auf 2 TL und nach 4 Wochen auf einen TL zurückgehen. Im Frühjahr mit diesem Tee aufhören und frische Gemüse essen. Mistel ist von Anfang Oktober bis Anfang Dezember und März bis April heilkräftig.
Am wirksamsten sind Misteln von Eichen- und Pappelbäumen, gefolgt von Tannen und Obstbäumen. Stängel und Blätter kleinschneiden.
Auf keinen Fall die weißen Beeren verwenden! Diese sind giftig. (sie wirken jedoch in Schweinefett zur Salbe verrührt äußerlich ausgezeichnet gegen Erfrierungen),

mindestens ½ Jahr lang täglich zwei Tassen Misteltee trinken **heilt Stoffwechselerkrankungen**, frischer Mistelsaft kann Unfruchtbarkeit der Frau beheben (gut gewaschen in die Saftzentrifuge, 25 Tropfen in etwas Wasser nüchtern ½ Stunde vor dem Frühstück und abends vor dem Schlafengehen (Tropfen auch in Apotheke erhältlich),

408. siehe Nr.: 55.
Quellen: 1., 9., 12., 18.,
Quecke (Agropyron repens)
Harntreibend, regt Stoffwechsel an, reizlindernd, keimhemmend, gegen Hautpilze, wird als diätisches Heilmittel für **Diabetiker** angewandt,

18(Nummer der Quelle) als Teemischung aus Erikablüten, Eschenblätter, Olivenblätter, Kerbelblätter, Queckenwurzel, Kirschenstielchen, 2:2:2:1:2:2; 5 EL je Liter kochendes Wasser, 10 Minuten ziehen lassen, jeweils zwischen den Mahlzeiten je eine Tasse Tee hilft bei Arteriosklerose

409. siehe Nr.: 208.
Quellen: 1., 9., 11., 12.,
Ringelblume (Calendula officinalis)
Wundheilend, entzündungshemmend, keimtötend, antibakteriell, desinfizierend, fördert Bildung von neuem Gewebe, stimuliert die Aktivität der Fresszellen des Immunsystems, regt leicht die Gallensaftproduktion und Lymphfluss an, lindert gastrische Beschwerden,

Die Blüten als Tee als Aufguss wirken blutreinigend, bei Gallenbeschwerden und vorbeugend gegen **Arteriosklerose**,

410. siehe Nr. 15.
Quellen: 20.,
Weißdornfürchte (Crataegi fructus)
Weißdornblätter mit Büten (Crataegi folium cum flore)

herzstärkend,
nur bei monatelanger Anwendung entfalten sich die Wirkungen.
Beide Mittel (Früchte und Blätter sowie Blüten) haben gleiche Wirkstoffe.
Tee als Aufguss (1 TL getrocknete Blätter mit Blüten überbrühen, 10 Minuten ziehen lassen; 3-4 mal täglich eine Tasse) wirkt Herz stärkend, bei Durchblutungsstörungen, nervösen Herzbeschwerden, dem „Altersherz", gegen zu hohem Blutdruck und auch gegen **Arteriosklerose**,

3.3. Herzkrankheiten, Schlaganfall, Hirnblutung

Kräuter unter den Nummern 411 bis 429

411. siehe Nr.: 18.
Quellen: 12.,
Andorn (Marrubium vulgare)
Entzündungshemmend, fördert Gallefluss, bei Leberbeschwerden, beruhigt
Herz,

411a.
Arnika (arnica montana)
Fördert Durchblutung, hilft bei Herzmuskelschwäche, dient der
Nachbehandlung eines Herzinfarktes,

412. siehe Nr.: 251.
Quellen: 27.,
Gemeiner **Baldrian** (valeriana officinalis)
Wurzeln kurieren infektiöse Erkrankungen, Pflanze heilt Krankheiten der
Milz, Magenkrämpfe, Angina und Rachenentzündungen, helfen dem
Herzen

413. siehe Nr.: 22.
Quellen: 1., 3., 12.,
Bockshornklee (Trigonella)

Gegen rheumatische Schmerzen, Stärkungsmittel, unterstützt Leber, sehr
gut zur Verbesserung der **Gehirntätigkeit** (wenn Vergesslichkeit,
Gereiztheit, Konzentrationsschwäche, Schlafstörungen, Kopfschmerzen
und Verstopfungen vorliegen); zweckmäßig ist in dem Fall aktivierten
Bockshornklee aus der Apotheke – drei Kapseln täglich, bei Erschöpfung
und Entzündungen 2 Kapseln täglich, ist auch Gewürz mit Selleriegeruch,
innerlich bei Altersdiabetes, Magenschleimhautentzündung, unzureichender
Milchbildung, bei Verdauungsstörungen, Gicht und Arthritis,

in der chinesischen Medizin bei Beschwerden, die mit Nieren
zusammenhängen (Rückenschmerzen), vorzeitigem Samenerguss,
schwachem Geschlechtstrieb, in der Medizin schon 1500 v.d.Z. bekannt,

414. siehe Nr.: 30.
Quellen: 1., 9., 12.,
Gänseblümchen (Bellis perennis)
Harntreibend, stoffwechselanregend, reizmildernd,

wirkt als Tee aus getrockneten Blüten gegen Blasen-, Leber-, Nieren- und
Gallenleiden, Darmentzündungen, Stoffwechselstörungen, Fettleibigkeit,
Herzerkrankungen,

9(Nummer der Quelle) im Frühjahr frisch wirksam in bzw. als Wildsalat

415.

Ginkgo (Ginkgo biloba)
Hemmt Blutgerinnung, fängt freie Radikale ein, verbessert Fließeigenschaften des Blutes, hilft bei Durchblutungsstörungen und helfen somit auch dem **Herz**,

Man verwendet die Blätter (gesammelt im September) für Tee bzw. industriell aufbereitete Produkte. In diesen ist die Ginkgolsäure reduziert. In Asien werden auch die Früchte als Zugabe zur Nahrung und zu Heilzwecken verwendet.

Schwangere sollten auf Ginkgomittel verzichten. Im Zusammenhang mit der Einnahme von Blutgerinnungsmitteln tritt eine verstärkende Wirkung ein. Zu viel der Blatt-Droge führt zunächst zu Kopfschmerzen. In dem Fall sofort absetzen. Die Wirkungen werden unterschiedlich bewertet. Einige Quellen weisen keinen Einfluss auf Blutgerinnung aus. Einige Quellen sagen Ginkgo keine unterstützende Wirkung zur Verlangsamung des Fortschreitens der Demenz aus, während andere diese als signifikant ausweisen. In der Mehrheit wird die positive Wirkung auf Gedächtnisleistung und Hirntätigkeit betont.

Ginkgo-Präparate führen zu einem erhöhten Vitamin B6-Bedarf. Dieses Vitamin wird aus Kartoffeln, Getreide, Obst sowie aus tierischen Produkten (vor allem Innereien) dem Körper zugeführt. Vitamin B6 ist u.a. nötig zur Stärkung der Immunkräfte, zur Bildung des roten Blutfarbstoffes und der Gallensäure.

416. siehe Nr.: 34.
Quellen: 1., 12.,
Heckenrose (Rosa canina)
Desinfizierend, stärkt Abwehrkräfte, stärkt Blutgefäße,
Hagebuttenfrüchte enthalten viel Vitamin C, aber auch A, B, K, und P.

100 getrocknete Schale enthalten 0,5-1,5 g Vitamin C, der Tagesbedarf eines Menschen beträgt 50-70 mg (0,05-0,07 Gramm) und ist nötig für die Tätigkeit der Nebennieren, Bauchspeicheldrüse, Schilddrüse, Leber, Milz, des Gehirns, **Herzens**, hilft bei der Blutgerinnung und Fermentreaktion, der Mensch kann selbst Vitamin C weder speichern noch selbst bilden,

Ermüdungserscheinungen, Muskel- und **Herzschwäche**, Blutungen, schlechte Wundheilung, herabgesetzte Widerstandskraft können Anzeichen von Vitamin-C-Mangel sein, zu viel Vitamin C ist absolut unbedenklich,

417. siehe Nr.: 35.
Quellen: 1,
Heidekraut (Culluna vulgaris)
Erheblich harntreibend, fördert Tätigkeit des **Herzmuskels**, erweitert die Nierengefäße, entzündungswidrig, desinfizierend,

Keine Nebenwirkungen,

418.
Herzgespannkraut (Leonuri cardiacae)
Reduziert leicht den Blutdruck, verlangsamt den Herzschlag, hilft bei Herzrasen, wird bei Schilddrüsen-Überfunktion eingesetzt,

Gesammelt werden Blüten, Blätter und Stängel.

419. siehe Nr.: 276.
Quellen: 1., 9., 16., 30.,
Himbeerblätter (Rubus idaeus)
herzstärkend, appetitanregend, getrocknete Blätter, gemischt mit
Brombeerblättern wird Zuckerkranken und Rheumakranken als
schweißtreibendes Mittel empfohlen, Beachte: Früchte wirken abstillend

420. siehe Nr.: 284.
Quellen: 12., 31.,
Kardamom (Elettaraia cardamomum)
verbessert Verdauungstätigkeit, wirkt gegen Blähungen und
Herzstörungen infolge dessen;
in der chinesischen Medizin wird Kardamom als Mittel angesehen den
Stoffwechsel zu aktivieren und Erkrankungen auf Grund Übergewicht und
viel sitzender Tätigkeit zu bekämpfen,

421. siehe Nr.: 6.
Quellen: 1., 5., 9., 30., 32.,
Knoblauch (Allium sativum)
zuckersenkend, wirkt gegen Bakterien und Pilze, verdauungsfördernd,
galletreibend, verbessert Fließeigenschaften des Blutes, blutreinigend,
fäulniswidrig, bakterientötend, regt Drüsen der Verdauung an, erhöht
Gallensaftproduktion, geringfügig blutdrucksenkend, beeinflusst männliche
und weibliche Sexualhormon positiv,

frischer Knoblauch auf Brot senkt Zuckerspiegel, gegen Altersprozesse,
gegen Gärungsprozesse im Bauch, sorgt für Elastizität der Blutgefäße,
gegen Arteriosklerose, gallensaftbildend, gegen hohen Blutdruck, wirkt
positiv auf das **Herz-Kreislaufsystem**, beeinflusst Blutfettspiegel,
verhindert Bildung schädlicher Cholesterine,

422. siehe Nr.: 42.
Quellen: 5., 12.,
Kurkuma (Curcum zanthorrhiza) auch Gelbwurz genannt,
Regt Gallenblasenentleerung an, bei Gallenblasenentzündung, vorbeugend
gegen Arteriosklerose sowie deren Folge (**Herzinfarkt und
Schlaganfall**), Mittel bei Leber- und Galle-Leiden,

verwendet in der Küche und als Tee,

423. siehe Nr.: 9.
Quellen: 1., 9., 12., 30.,
Mistel (Viscum album)
wirkt anregend und positiv auf Bauchspeicheldrüse, heilt diese, wirkt auf
den gesamten Drüsenhaushalt, stoffwechselfördernd, senkt zu hohen
Blutdruck, wirkt auch positiv bei zu niedrigem Blutdruck, **wirkt allen
Herzschäden entgegen**, wirkt gegen Arterienverkalkung, wirkt positiv
auf die Muskeln der Blutgefäße,
wird als Tee verwendet, nur in den angegebenen Monaten ist das Kraut
wirksam(siehe Nr.9)!

424. siehe Nr.: 59.
Quellen: 1., 5., 9., 12., 17.,

Schöllkraut (Chelidonium majus)
Galletreibend, schmerzlindernd, abführend, zellteilungshemmend,
harmonisiert Leber-Galle-Stoffwechsel (insbesondere bei Cholerikern),

Das blühende Kraut und die Wurzel werden verwendet. Man soll schon
beim Sammeln Handschuhe tragen. Die Pflanze ist giftig. Das Schöllkraut
wird gemischt mit Rosmarin, Waldmeister, Faulbaumrinde zu gleichen
Teilen verwendet als Tee bei Gallen-, Leberbeschwerden, zur **Anregung
der Herztätigkeit**, zur Senkung des Blutzuckerspiegels. Nicht häufig
trinken. Der Tee **erhöht auch den Blutdruck und sollte bei
Bluthochdruck** keinesfalls genutzt werden.

425. siehe Nr.: 62.
Quellen: 1., 5., 12., 27., 30.,
Spargel (Asparagus officinalis)
Harntreibend, blutreinigend, entwässernd, kann Nierensteine
ausschwemmen,
gegen Blasen-, Nierenerkrankungen, **Herzbeschwerden**, Diabetes,

1(Nummer der Quelle) die Wurzel wirkt deutlich stärker als die bekannten
als Gemüse zu Verzehr genutzten Sprossen. Tee aus der getrockneten
Wurzel (2 TL je Tasse mit heißem Wasser überbrüht) regeneriert er die
Leber, regt die Gallensaftproduktion stark an.

426. siehe Nr.: 320.
Quellen: 27.,
Stinkasant (Ferula Asa foetida) also das Gummiharz der Pflanze aus dem
Iran,
kuriert durch Mikroorganismen verursachte Krankheiten, **Wind-
Krankheiten des Herzens**, unterstützt Verdauung von Nahrungsmitteln,
siehe auch Hahnemanns Apothekerlexikon

427. siehe Nr.: 67.
Quellen: 1,
Waldmeister (Galium odoratum)
Blätter werden vor der Blütezeit verwandt zur Teeherstellung (2 TL je
Tasse aufbrühen, abkühlen. Er wirkt blutreinigend, harntreibend,
beruhigend, wirkt bei Harngrieß und Nierensteinen, entgiftet die Leber,
stärkt das **Herz**, wird als Schlaftrunk verwendet, stärkt Nieren und Blase

428. siehe Nr.: 15.
Quellen: 20.,
Weißdornfürchte (Crataegi fructus)
Weißdornblätter mit Büten (Crataegi folium cum flore)
herzstärkend,
nur bei monatelanger Anwendung entfalten sich die Wirkungen.
Beide Mittel (Früchte und Blätter sowie Blüten) haben gleiche Wirkstoffe.
Tee als Aufguss (1 TL getrocknete Blätter mit Blüten überbrühen, 10
Minuten ziehen lassen; 3-4 mal täglich eine Tasse) wirkt Herz stärkend,
bei Durchblutungsstörungen, nervösen **Herzbeschwerden**, dem
„Altersherz", gegen zu hohem Blutdruck und auch gegen Arteriosklerose,

429. siehe Nr.: 71.
Quellen: 1., 9., 12., 30.,

Zwiebel (Allium cepa)
Zuckersenkend, antibiotisch, entzündungshemmend, senkt Blutfettwerte, harntreibend,

frische Zwiebel auf Brot senkt Zuckerspiegel; Zwiebel roh, geraten oder gekocht wirken gegen Darminfektionen, sind wasser- und harntreibend; regelt Tätigkeit von Magen, Darm, Leber, Galle, Bauchspeicheldrüse an, **Herzschutzmittel**, senkt Cholesterinspiegel, wirkt gegen Arterienverkalkung, Zwiebel ist eine der zinkreichsten Gemüse, Zink aktiviert Enzyme der Bauchspeicheldrüse, der Netzhaut des Auges,

4. **Blutfettwerte** senkend
Nummer 430 bis 448

430. siehe Nr.. 1.
Quellen: 1., 5., 12.,
Artischocke (Cynara scolymus)
Artischockenboden
Antiseptisch, **blutfettsenkend**, regen Leber und Nieren an, wirken
entgiftend, regenerieren die Verdauungsorgane, wirken gegen
Gallenstörungen, senken **Cholesterinspiegel**, entgiftet Leberzellen,
stimuliert Gallenabsonderungen, hemmt Gallensteinbildung, **baut
Blutfette** ab,

medizinisch verwendet werden die wirksamere Wurzeln und Blätter sowohl
für Fertigpräparate als auch die getrockneten Blätter für Tee:
12(Nummer der Quelle) Artischockenblätter, Pfefferminze, 3:2, 1 TL je
Tasse, aufbrühen, 10 Minuten ziehen lassen, abseihen, 4-6 Wochen 2-3
Tassen täglich ungesüßt in kleinen Schlucken nach den Mahlzeiten trinken,

431. siehe Nr.: 7.
Quellen: 12.,
Apfel (Malus domestica)
Stabilisiert Blutzuckerwerte, senkt wirkungsvoll den
Cholesterinspiegel, wirkt gegen Arteriosklerose, entgiften den Darm,

ein Apfel täglich, möglichst deutsche saure bzw. halbsaure Sorten (süße
haben zu viel Fruchtzucker), die Ballaststoffe des Apfels senken den
Cholesterinwert und mobilisieren die Darmtätigkeit,

432. siehe Nr.: 8.
Quellen: 1., 9., 12.
Bärlauch (Allium ursinum) wilder Knoblauch, manchmal auch als
Bärenlauch bezeichnet
Zuckersenkend, galletreibend, verdauungsfördernd,
cholesterinsenkend, gegen Arteriosklerose,

frisch auf Brot senkt Zuckerspiegel, wirkt gegen Arteriosklerose,
Fettstoffwechselstörungen, leitet Gifte aus dem Körper, wirkt gegen
Bluthochdruck, es gibt diverse Rezepte mit Bärlauch wie Bärlauch-Omlett,
Bärlauch als Bestandteil von Teigwaren

433. siehe Nr.: 12.
Quellen: 1.,
Dinkel (Triticum spelta)

Ideal für Gesunde und Kranke, verwendet bei Schleimhauterkrankungen,
Stoffwechselerkrankungen, Verdauungsstörungen, normalisiert
Blutzucker- und **Cholesterinwerte,**

beachte: Dinkelkörner sollten 1 Stunde vorkochen, dann eine Woche
quellen (100 g Dinkelkorn, 200 ml Wasser)

434. siehe Nr.: 78.
Quellen: 3., 16., 30.,

Ehrenpreis (Veronica scrophulariaceae, **Veronica officinalis** und Veronicastrum virginicum – starkes Abführ- und Brechmittel),

Leber- und Gallenfunktion anregend, adstringierend, reinigend, schwach harntreibend, **cholesterinsenkend,** wird bei Ausschlägen, Geschwüren, Bronchialkatarrh, Asthma, Gicht und Rheuma verwandt,

30(Nummer der Quelle) wird Allerweltsheil genannt, Zusatz zu Blutreinigungstees, auch pur ist
Tee aus frischem Ehrenpreis wirksam,

435. siehe Nr. 402.
Quellen: 12.,
Erbse (Pisum sativum)
Blutbildend, antibiotisch, immunstärkend, entzündungshemmend, senkt **Cholesterinspiegel**, wirkt gegen Arteriosklerose, senkt Harnsäurespiegel des Blutes,

wirkt frisch an ehesten, wird vielfältig in der Küche verwendet,

Gegenanzeigen: Gichtkranke und Personen in deren Familien gehäuft Gicht auftritt sollten Erbsen weitestgehend meiden,

436.
Quellen: 18.,
Färberdistelöl
Als pflanzliches Fett, keine tierischen Fette, senkt **Cholesterinspiegel**

437. siehe Nr.: 270.
Quellen: 12.,
Gerste (Hordeum vulgare)
Senkt Cholesterinspiegel, entgiftend, schützt vor Kreislauferkrankungen, hemmen krebserregende Stoffe im Verdauungstrakt, wirksam bei Magen-, Darmerkrankungen,

438. siehe Nr.: 33.
Quellen: 1., 3., 9., 12., 24., 26.,
Hafer (Avena sativa)
Beruhigend, nervenstärkend, reizmildernd,

verwendeter Bestandteil: Kraut (grüner Hafer vor der Blüte geerntet), Haferstroh und Früchte

Wirkungen: Erschöpfung, Schlaflosigkeit, senkt **Cholesterinwerte,** Rheuma und Gicht, Durchfall, Magen-Darm-Störungen, Erschöpfungszustände, Leber- u. Gallenleiden, Magen- und Darmbeschwerden, Hauterkrankungen, Stoffwechselstörungen, verbessert Darmfunktion, hilft , Blut- und Zellen zu erneuern,

Verwendung: Tee (Aufguss von getrocknetem grünen Hafer oder Hafenstroh), Tinktur, Badezusatz, Haferflocken, Hafergrütze, Hafermehl, Haferstroh äußerlich gegen Hauterkrankungen,

keine Nebenwirkungen

439. siehe Nr.: 6.
Quellen: 1., 5., 9., 30.,
Knoblauch (Allium sativum)
zuckersenkend, wirkt gegen Bakterien und Pilze, verdauungsfördernd,
galletreibend, verbessert Fließeigenschaften des Blutes, blutreinigend,

frischer Knoblauch auf Brot senkt Zuckerspiegel, gegen Altersprozesse,
gegen Gärungsprozesse im Bauch, sorgt für Elastizität der Blutgefäße,
gegen Arteriosklerose, Blutdrucksenkend, gallensaftbildend, gegen hohen
Blutdruck, wirkt positiv auf das Herz-Kreislaufsystem, **beeinflusst
Blutfettspiegel, verhindert Bildung schädlicher Cholesterine**,

440. siehe Nr.. 292.
Quellen: 1., 12.,
Lein (Linum usitatissimum)
Samen bzw. Leinöl,
Reguliert Stuhlgang, wirkt sich positiv auf Darmwand und –flora aus,
drängt Fäulnis- und Gärungsprozesse sowie Blähungen zurück, gut nach
Einnahme von Antibiotika, um die Darmflora wieder herzustellen, der hohe
Anteil an Ballaststoffen wirkt krebshemmend,

Leinöl erhält einen hohen Anteil an Omega-3-Fettsäuren, verbessert
Blutfettwerte, senkt Cholesterinspiegel, vorrangig das unerwünschten
LDL-Cholesterin, Leinöl und Leinsamen schwächen den **Zuckergehalt** im
Blut, äußerlich helfen Kompressen aus einem Brei von gestoßenem
Leinsamen mit heißem Wasser gegen Leber- und Gallenkoliken

Beachte: enthält Blausäure, die oberhalb von 500 Gramm bei einer
Mahlzeit seine Giftwirkung zeigen könnte; Leinsamen nur aus biologisch
kontrollierten Anbau verwenden, die Pflanze nimmt Schadstoffe, wie
Schwermetalle leicht auf,

441. siehe Nr.: 8.
Quellen: 12., 30.,
Mais (Zea Mays)
Maisbart (die aus der Blüte heraushängenden Haare)
Harntreibend, Abmagerungs- und **Entfettungsmittel**, kräftigt,
antiseptisch, regt Blutbildung und Immunsystem an, hilft bei Magenleiden,
hohem **Cholesterinspiegel**,

442.
Quellen: 12.,
Mispel (Mespilus germanica)
Die Früchte und Blätter werden verwendet. Die Samen aus den Früchten
helfen bei Fettabbau, senken den **Cholesterinspiegel**, harntreibend, sind
diätisches Nahrungsmittel,

443. siehe Nr.: 229.
Quellen: 1., 12., 30.,
Möhre, (Daucus carota) auch Karotte genannt
zuckersenkend, Träger von Vitamin A, B1, B2, C, Pro-Vitamin A, gegen
Sehschwäche, fängt freie Radikale, wirkt senkend auf **den
Cholesterinspiegel, senkt Blutfettwerte**, beschleunigt den Durchgang
der Nahrung durch Dünn- und Dickdarm, Möhren sind im gegarten bzw.
gekochten Zustand wirksamer,

täglich frische Möhren essen, Möhren nicht schälen sondern nur abbürsten!

444. siehe Nr.: 10.
Quellen: 1., 12., 18., 24.,
Olive (Olea europaea)
Ölbaum (Olea europaea)

Antiseptisch, adstringierend, fiebersenkend, beruhigend, abführend, lindernd, **cholesterinabbauend,**

Teemischungen zum Abbauen des **Cholesterinspiegels**:
18(Nummer der Quelle) ½ Liter Tee aus Eschenblättern, Erikablüten, Queckenwurzel, Erdbeerblätter, Olivenblätter, 2:2:2:1:1., jeweils zwischen den Mahlzeiten trinken (5 EL je Liter, überbrühen, 15 Minuten ziehen lassen, abseihen, in Langzeitanwendung
oder
Lindensplit, Olivenblätter, Erdbeerblätter, Rosmarinblätter, 3:2:2:2, 1 EL je Tasse, eine Tasse täglich Mischung überbrühen, 5 Minuten ziehen lassen, abseihen,

Bei Gewichtszunahme und schlechten **Cholesterinwerten** unter Beachtung von entsprechendem zurückhaltendem Essen: früh, mittags und abends je eine Tasse Tee aus Erdbeerblättern, Queckenwurzel, Löwenzahnwurzel, Olivenblättern, Eisenkrautblättern, 2:1:1:2:1, (1 gehäufter TL je Tasse, kalt ansetzen, aufkochen, 10 Minuten ziehen lassen),

445. siehe Nr.: 239.
Quellen: 12.,
Pfeffer (Piper Nigrum)
Beschleunigt Stoffwechsel, senkt **Cholesterinspiegel,** regt Speichelsekretion an,

446. siehe Nr.: 339.
Quellen: 12., 30.,
Schwarzwurzel,
ballaststoffreich, **cholesterinsenkend**, blutbildend, entwässernd,

447.
Quellen: 12.,
Weizen (Tritium aestivum)
Weizenkleie vergrößert Stuhlmenge und beschleunigt Darmpassage, senkt Cholesterinspiegel
Die Ballaststoffe der Kleie von Weizen, Hafen, Gerste sind magenfreundlich wirksam

448. siehe Nr.: 71.
Quellen: 1., 9., 12., 30.,
Zwiebel (Allium cepa)
Zuckersenkend, antibiotisch, entzündungshemmend, senkt **Blutfettwerte**, harntreibend,

frische Zwiebel auf Brot senkt Zuckerspiegel; Zwiebel roh, geraten oder gekocht wirken gegen Darminfektionen, sind wasser- und harntreibend;

regelt Tätigkeit von Magen, Darm, Leber, Galle, Bauchspeicheldrüse an, Herzschutzmittel, senkt **Cholesterinspiegel**, wirkt gegen Arterienverkalkung, Zwiebel ist eine der zinkreichsten Gemüse, Zink aktiviert Enzyme der Bauchspeicheldrüse, der Netzhaut des Auges,

5. Nachwort

Beachte:

Die hier gegebenen Hinweise sollten Sie entsprechend Ihren Vorstellungen und Möglichkeiten in Abstimmung mit Ihrem Arzt bzw. Heilpraktiker nutzen.

Beispiele:
Kortison als entzündungshemmendes Medikament kann ganz oder teilweise, besonders bei sehr lang andauernden Gaben durch entsprechend wirkende Kräuter substituiert werden.

Spezielle hier aufgeführte Tees, Salate, Anwendungen unterstützen eine Linderung der Beschwerden und u.U. auch die Heilung. Wegen der eingangs erwähnten Vielfalt der Beschwerden und eingetretenen Organschädigungen ist neben der Beseitigung der Ursachen auch ein Unterstützen und Heilen der geschädigten Organe wesentlich.

Aufgesetzt auf eine klare ärztliche Diagnose und möglichst abgestimmt mit dem Arzt sollte eine auf Ihre spezifische Ausprägung zutreffende Auswahl der hier aufgeführten Mittel getroffen werden.

„Übergewicht abbauen" ist die wichtigste Maßnahme, um Diabetes zu begegnen. In Deutschland ist die Hälfte der erwachsenen Bevölkerung übergewichtig. Unabhängig vom Übergewicht ist körperliche Betätigung (täglich mindestens 30 Minuten) ein Mittel die Selbstheilungskräfte zu aktivieren. Dazu gehört auch ausreichender Schlaf.

Übersicht der hier erwähnten fast 200 erwähnten Kräuter und Mittel: